Dr. 弘岡に訊く
臨床的ペリオ講座
Special Issue

歯周病とインプラント周囲病変の患者説明ブック

チェアサイドでそのまま使えるカード付

弘岡秀明・佐藤博久・Giovanni Serino　著

Patient education materials
in the management of periodontal and peri-implant disease

医歯薬出版株式会社

This book was originally published in Japanese
under the title of :

DR. HIROOKA NI KIKU RINSHOTEKI PERIO KOZA SPECIAL ISSUE
SHISHUBYO TO INPURANTOSHUIBYOHEN NO KANJASETSUMEI BUKKU
CHEASAIDO DE SONOMAMA TSUKAERU KADO TSUKI
(Patient education materials in the management of periodontal and peri-implant disease)

HIROOKA, Hideaki et al.

HIROOKA, Hideaki, LDS, Odont. Lic.
Sweden Dental Center

© 2019   1st ed.

ISHIYAKU PUBLISHERS, INC.
  7-10, Honkomagome 1 chome, Bunkyo-ku,
  Tokyo 113-8612, Japan

本書の発刊にあたって

　私とSerino先生は，1991年にスウェーデンのイエテボリ大学歯学部歯周病科の専門医コースを第1期生として卒業しました．1993年には共に同大学でOdont. Lic.の学位を取得し，Serino先生はイタリアへ帰国して地元ローマで，私は東京で歯周病専門医として開業しました．その後，Serino先生はOdont. Dr.の学位を取得してスウェーデンに戻り，今日までBorås Hospitalスペシャリストクリニックの歯周病科主任を務めています．

　イエテボリ大学卒業後も私達はヨーロッパの学会等で旧交を温め続けてきました．2012年7月には，私が主幹するスカンジナビア歯周病学コースの設立15周年記念講演会にSerino先生を招聘し，日本に帰国した当時から懸念していた「インプラント周囲病変への対応」をテーマに講演していただきました．その際，当時私の医院に勤めていた佐藤先生が，Borås Hospitalへ留学することが決まりました．留学にあたって佐藤先生に，院内で患者説明用に使っていた歯周病とインプラント周囲病変のイラスト（本書付録），および臨床写真を持参し，Serino先生の手を借りて患者教育用ツールを試作してくれるよう依頼しました．Serino先生は今も，その時の試作版をパソコンのモニタに映して患者説明に使っているそうです．

　2018年5月，Serino先生と私は，スイスのチューリッヒで開かれた国際歯科連盟（FDI）の「インプラント周囲病変プロジェクト」のワークショップに招聘され，患者さんに向けたインプラント周囲病変の情報発信が必要なことを再確認しました．会議の休憩時間の雑談で，前述の患者教育用ツールを活かした本のアイデアが浮かび，このたび上梓することとなりました．
　歯周病とインプラント周囲病変の治療におけるキーポイントは，患者さんのモチベーションの向上です．それには，病気についての正しい知識を伝えることがとても重要です．インターネットで多くの情報を手軽に入手できる今だからこそ，私たちには歯科医療のプロフェッショナルとして，患者さん一人ひとりの状態に合わせ，病気のこと，検査のこと，治療のことをわかりやすい言葉で過不足なく伝える技術が求められています．

　本書では，治療の各段階において，患者さんに知っていただきたい情報を視覚的に理解しやすい資料（臨床写真やイラスト）とともにコンパクトにまとめました．また，スタッフ向けのページは，患者説明に必要な最小限のエビデンスや臨床の知識を得られる体裁にしています．歯周病とインプラント周囲病変についてより詳しく知りたい方は，同じく医歯薬出版から発刊されている『歯周病患者のインプラント治療』，『Dr. 弘岡に訊く 臨床的ペリオ講座1，2』，『歯科衛生士のためのベーシックペリオ講座＋インプラント』をご参照ください．
　本書を，患者さんの知識の向上と健康の維持に役立てていただければ幸いです．

2019年夏　野尻湖ホテル エルボスコにて

弘岡　秀明

私が歯周病科の主任を務めるBorås Hospitalスペシャリストクリニックには，大勢の患者さんが紹介で来院します．私は以前，彼らがどの程度歯周病の知識をもっているかを調査しましたが，何と約半数の患者さんは歯周病の原因を知りませんでした*．また，「かかりつけの歯科医院で歯周ポケットがあるから専門医を受診するように言われました」と，スペシャリストクリニックに紹介された理由を自身で把握していない患者さんも多くいました．

　かかりつけの歯科医院を定期的に受診しているのに歯周病の知識が乏しい患者さんが多いという現実は，歯科医療従事者が個々の患者さんに合った情報を伝えることがいかに難しいかを浮き彫りにしているといえるでしょう．

　患者さんのコンプライアンスは歯周治療の成功を大きく左右するため，歯周治療にあたってはモチベーションが重要です．歯周病を効果的にコントロールするには，患者さんに歯周病のリスク因子について知ってもらうと同時に，歯科医療従事者側もモチベーションの技術を向上させる必要があります．どのようにして歯周病になったかを患者さんにきちんと教えることで，患者さん自身が歯周組織の健康を保つ行動を獲得できることが報告されており，患者さんが十分な知識を得たと判断した後に治療を始めれば，治療の成功の可能性は高まるでしょう．

　弘岡先生，佐藤先生とともに本書を執筆することになったのは，このような理由からです．本書の目的は，患者さんのコンプライアンス向上につながる有効な患者教育用ツールを提供することで，多くの臨床写真やイラストを使用し，かかりつけの歯科医師や歯科衛生士が，歯周病とインプラント周囲病変，またそれらの疾患のリスク因子や治療法について，患者さんにわかりやすく説明できるよう配慮しました．

　私たち執筆者は，チェアサイドで歯周病やインプラント周囲病変の患者を救うため，常に最新の科学的知見に基づいて力を尽くしており，本書はその経験に裏打ちされた内容となっています．読者の皆さんが本書を楽しみ，日常臨床に活用してくださることを願っています．

Giovanni Serino, DDS, MSc, PhD.

*Serino G, Wada M, Bougas K. Knowledge about risk factors associated with periodontal disease among patients referred to a specialist periodontal clinic. *J Oral Science Rehabilitation*. 2016；**2** (2)：58-63.

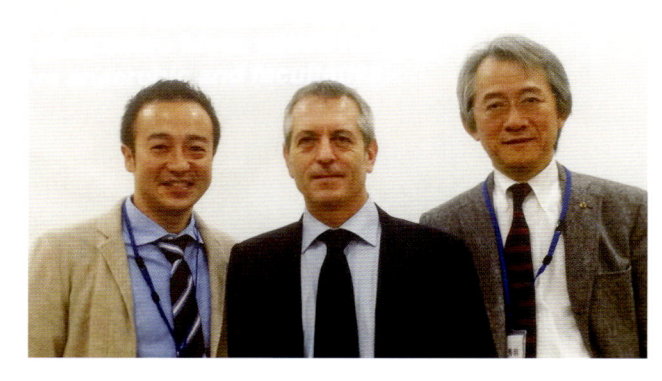

左から，佐藤，Serino，弘岡

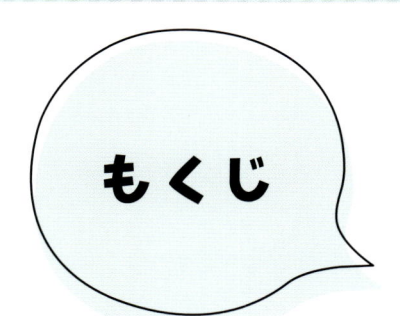

もくじ

Dr. 弘岡に訊く 臨床的ペリオ講座 *Special Issue*

歯周病と
インプラント周囲病変の
患者説明ブック

チェアサイドでそのまま使えるカード付

付録　チェアサイドでそのまま使える患者説明カード

01 健康な歯周組織／02 歯肉炎／03 歯周炎／04 歯周炎の治療後／05 歯周病とインプラント周囲病変／06 歯周炎の治療／07 歯がなくなったところを補う治療法／08 インプラント治療の流れ／09 健康なインプラント周囲組織／10 インプラント周囲粘膜炎／11 インプラント周囲炎／12 インプラント周囲炎の治療後

デザイン ● 株式会社ビーコム　　カバーイラスト ● 奥田千穂　　本文イラスト ● 塚本正幸 (TDL)

本書の使い方

本編の構成

　各項目の最初のページには，患者さんへ説明する内容と，説明に役立つ写真や図が入っています．そのページを開いて患者さんに見せながら説明を行ってもよいですし，患者さん自身に読んでもらうのもよいでしょう．裏のページには，歯科医療スタッフ向けにより詳細な解説を載せています．知識の幅を広げて，患者さんから受ける質問に対して的確に答えられるようにしましょう．

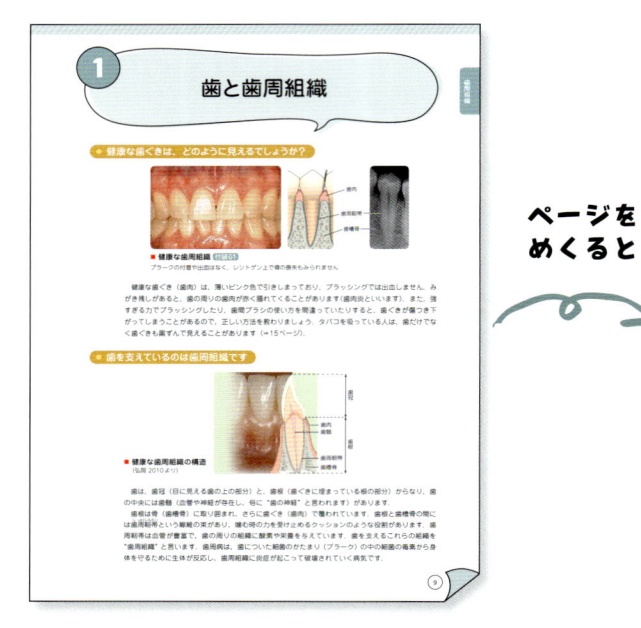

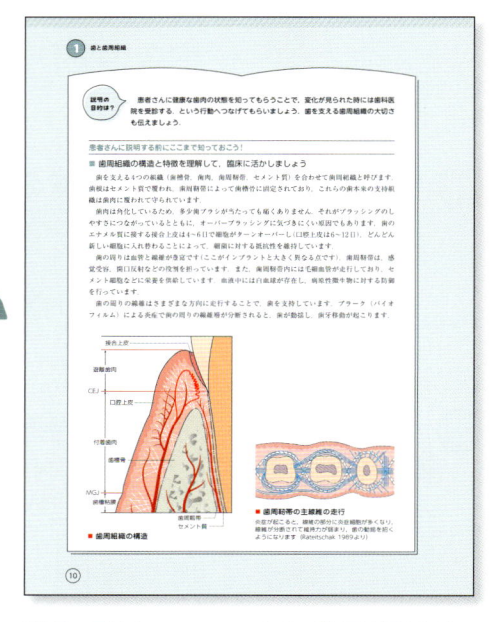

ページを
めくると

各項目の最初のページには，患者さんに説明する内容と，説明時に患者さんに見せることができる写真や図が載っています

説明の目的と，スタッフ向けの詳細情報（患者さんに説明する内容の根拠となっている研究や，臨床の知識）が載っています

巻末付録の使い方

　巻末の付録は，チェアサイドでそのまま使える患者説明用資料です．歯周病やインプラント周囲病変の病態説明，および治療内容の説明に活用してください．下記アドレスまたはQRコードから，付録のPDFデータをダウンロードすることができます．

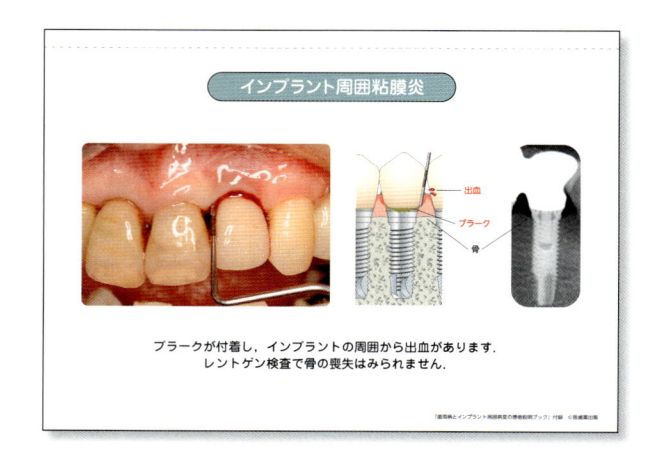

インプラント周囲粘膜炎

プラークが付着し，インプラントの周囲から出血があります．
レントゲン検査で骨の喪失はみられません．

URL　http://www.sweden-dc.com/
パスワード　4923

1 歯と歯周組織

● 健康な歯ぐきは，どのように見えるでしょうか？

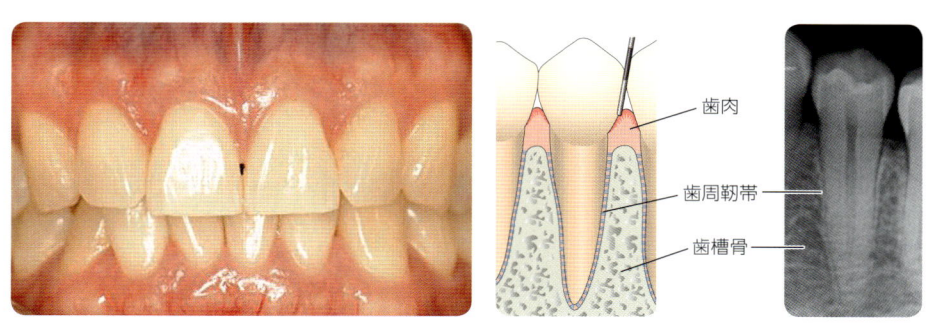

■ **健康な歯周組織** 付録01

プラークの付着や出血はなく，レントゲン上で骨の喪失もみられません

　健康な歯ぐき（歯肉）は，薄いピンク色で引きしまっており，ブラッシングでは出血しません．みがき残しがあると，歯の周りの歯肉が赤く腫れてくることがあります（歯肉炎といいます）．また，強すぎる力でブラッシングしたり，歯間ブラシの使い方を間違っていたりすると，歯ぐきが傷つき下がってしまうことがあるので，正しい方法を教わりましょう．タバコを吸っている人は，歯だけでなく歯ぐきも黒ずんで見えることがあります（➡ 15ページ）．

● 歯を支えているのは歯周組織です

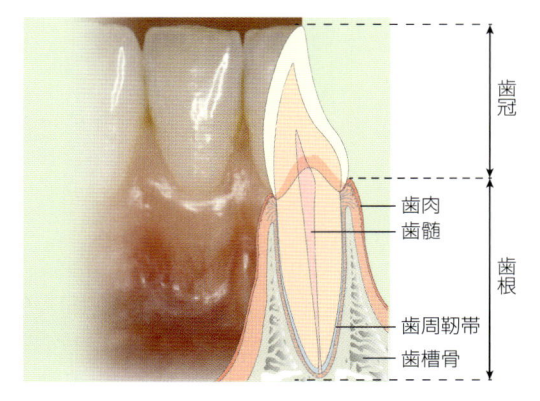

■ **健康な歯周組織の構造**
（弘岡 2010より）

　歯は，歯冠（目に見える歯の上の部分）と，歯根（歯ぐきに埋まっている根の部分）からなり，歯の中央には歯髄（血管や神経が存在し，俗に"歯の神経"と言われます）があります．
　歯根は骨（歯槽骨）に取り囲まれ，さらに歯ぐき（歯肉）で覆われています．歯根と歯槽骨の間には歯周靭帯という線維の束があり，噛む時の力を受け止めるクッションのような役割があります．歯周靭帯は血管が豊富で，歯の周りの組織に酸素や栄養を与えています．歯を支えるこれらの組織を"歯周組織"と言います．歯周病は，歯についた細菌のかたまり（プラーク）の中の細菌の毒素から身体を守るために生体が反応し，歯周組織に炎症が起こって破壊されていく病気です．

> **説明の目的は？**

　患者さんに健康な歯肉の状態を知ってもらうことで，変化が見られた時には歯科医院を受診する，という行動へつなげてもらいましょう．歯を支える歯周組織の大切さも伝えましょう．

患者さんに説明する前にここまで知っておこう！

■ 歯周組織の構造と特徴を理解して，臨床に活かしましょう

　歯を支える4つの組織（歯槽骨，歯肉，歯周靭帯，セメント質）を合わせて歯周組織と呼びます．歯根はセメント質で覆われ，歯周靭帯によって歯槽骨に固定されており，これらの歯本来の支持組織は歯肉（上皮）に覆われて守られています．

　歯肉は角化しているため，多少歯ブラシが当たっても痛くありません．それがブラッシングのしやすさにつながっているとともに，オーバーブラッシングに気づきにくい原因でもあります．歯のエナメル質に接する接合上皮は4～6日で細胞がターンオーバーし（口腔上皮は6～12日），どんどん新しい細胞に入れ替わることによって，細菌に対する抵抗性を維持しています．

　歯の周りは血管と線維が豊富です（ここがインプラントと大きく異なる点です）．歯周靭帯は，感覚受容，開口反射などの役割を担っています．また，歯周靭帯内には毛細血管が走行しており，セメント細胞などに栄養を供給しています．血液中には白血球が存在し，病原性微生物に対する防御を行っています．

　歯の周りの線維はさまざまな方向に走行することで，歯を支持しています．プラーク（バイオフィルム）による炎症で歯の周りの線維層が分断されると，歯が動揺し，歯牙移動が起こります．

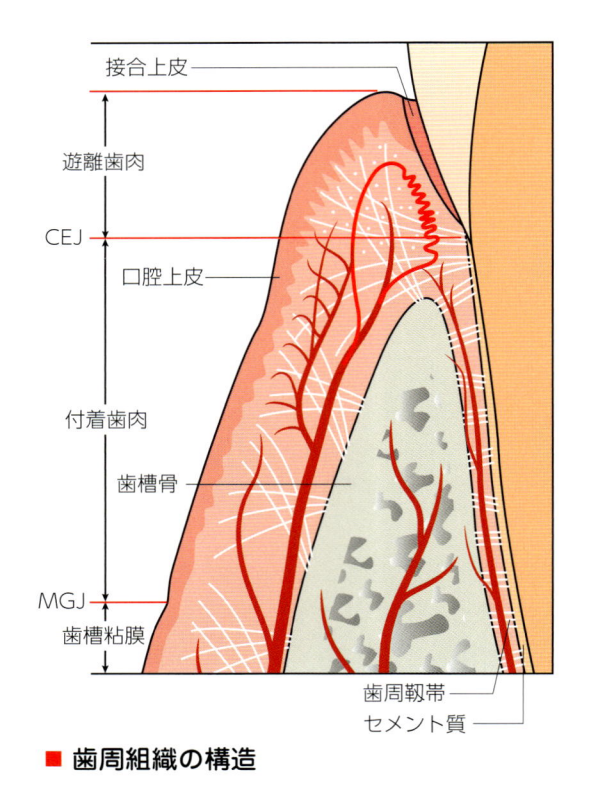

■ **歯周組織の構造**

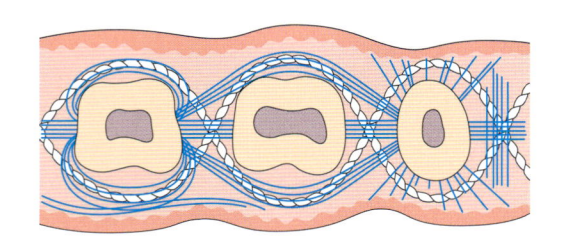

■ **歯周靭帯の主線維の走行**

炎症が起こると，線維の部分に炎症細胞が多くなり，線維が分断されて維持力が弱まり，歯の動揺を招くようになります（Rateitschak 1989より）

2 歯の喪失原因

● 歯を失う主な原因は，若いうちはむし歯，40歳代からは歯周病です

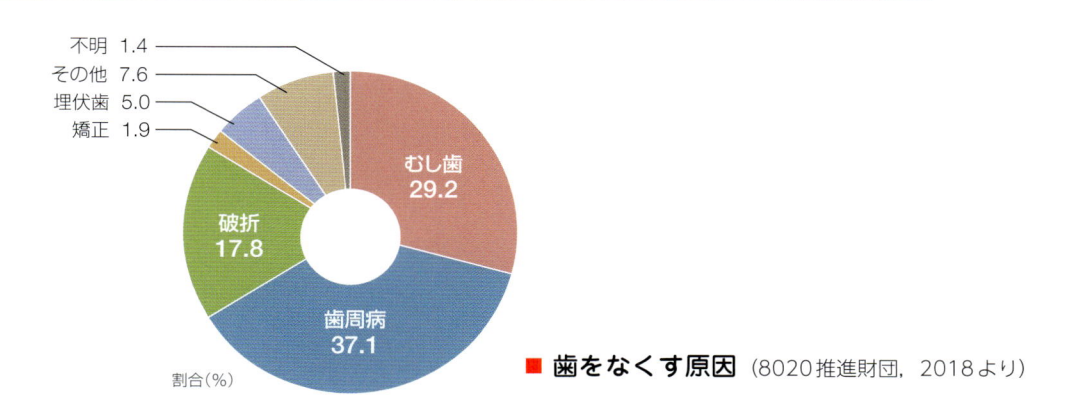

不明 1.4
その他 7.6
埋伏歯 5.0
矯正 1.9
むし歯 29.2
破折 17.8
歯周病 37.1
割合（%）

■ **歯をなくす原因** （8020推進財団，2018より）

　歯をなくす主な原因は，むし歯と歯周病です．若いうちはむし歯で歯をなくす人が多いですが，40歳代を境に，歯がなくなる主な原因は歯周病へと移っていきます．

　むし歯も歯周病も，プラーク（細菌のかたまり）が原因で起こる病気です．これら2つを予防することにより，生涯にわたってご自身の歯でお食事がとれることでしょう．

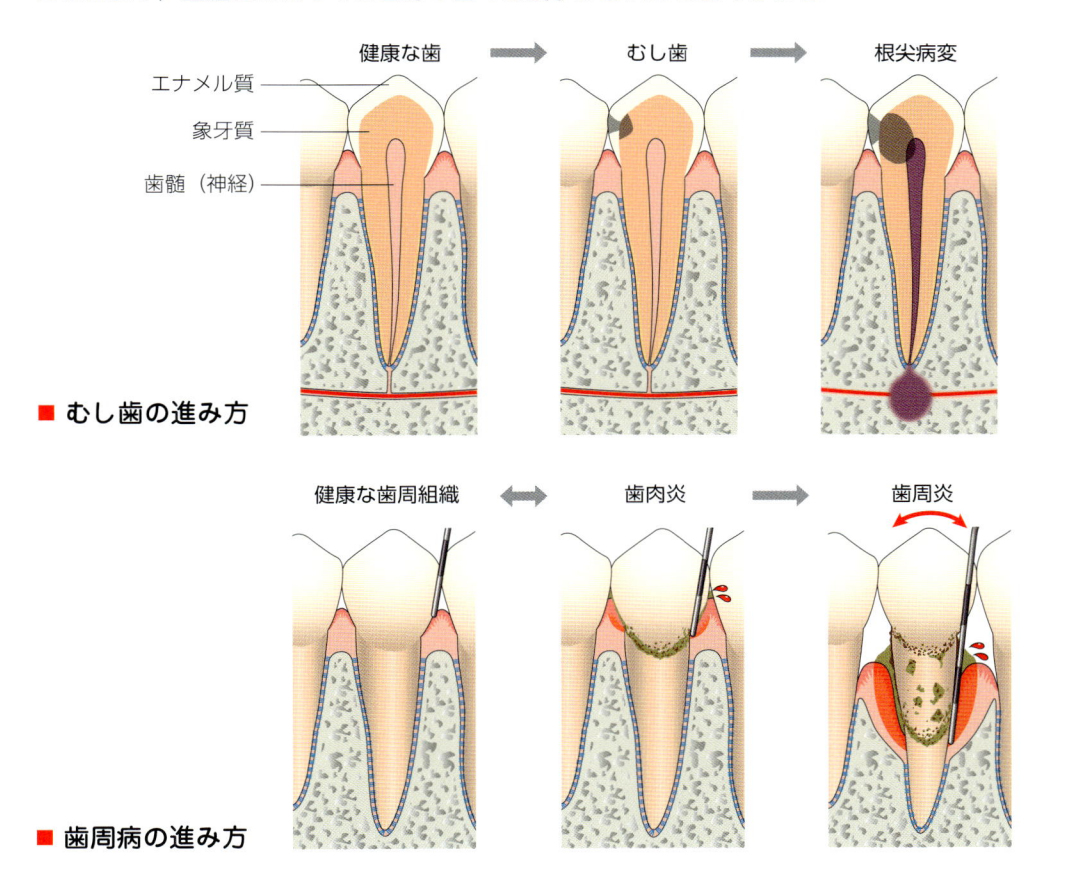

健康な歯　　むし歯　　根尖病変

エナメル質
象牙質
歯髄（神経）

■ **むし歯の進み方**

健康な歯周組織　　歯肉炎　　歯周炎

■ **歯周病の進み方**

　　　患者さんに，歯を失う主な原因を知ってもらい，予防（セルフケア）に努めてもらいましょう．

患者さんに説明する前にここまで知っておこう！

■ 齲蝕と歯周病を予防すれば，ほとんどの歯を健康に維持することができます

　8020推進財団の調査（2018年）によると，日本人の抜歯の主な原因は，約29％が齲蝕，約37％が歯周病と報告されています．つまり，これら2つの疾患を予防することで，ほとんどの歯は健康を維持できるといえます．患者さんには齲蝕も歯周病もプラーク（バイオフィルム）が原因で起こることを説明し，セルフケアへのモチベーションを上げましょう．

■ 齲蝕で歯を失う過程を知っておきましょう

　齲蝕（デンタルカリエス）は，歯面に付着したバイオフィルム内で，ミュータンス菌などの細菌が糖を代謝することによって作り出された酸が，歯面を化学的に溶かす現象です．

　歯冠部のエナメル質は97％が無機質からなり，齲蝕のごく初期の段階であれば，適切なプラークコントロールを続けることで再石灰化を促し，削る治療をせずに経過を見守ることが可能です．一方，エナメル質の内側にある象牙質は無機質が約70％と軟らかいため齲蝕が広がりやすく，また歯髄の近くまで齲蝕が進行すると痛みが出始めます（前ページの図参照）．この状態になると積極的な治療が必要で，齲蝕を正確に取り除き，緊密な充填を行います．

　さらに齲蝕が進んで歯髄に達すると，歯髄処置や支台築造などの処置が必要です．補綴治療ができないほど歯質が大きく失われたり，根尖病変の治療が困難だったり，治療後に歯根破折が起こったりすると，抜歯となってしまいます．

■ 歯周病は細菌の毒素に対する炎症性反応です

　歯周病も歯に付着したバイオフィルムによって引き起こされますが，齲蝕とは違い，体の免疫が関わる炎症性の疾患です．

　バイオフィルムの中の歯周病菌は外膜に毒素を持っています．生体は，その毒素を歯周組織から取り除くために，血液を介して免疫細胞（白血球やマクロファージなどの貪食細胞）を集めます．その際，毛細血管の新生や血管の拡張が起こって歯周組織は炎症状態を呈し，発赤，腫脹や出血が認められるようになり，歯槽骨の喪失が起こります．炎症はバイオフィルムを歯面から除去すれば消退し，術後，歯肉縁上のプラークコントロールを行うことにより歯周病の再発を防ぐことができます．

　いったん齲蝕や歯周病に罹患した患者さんはリスクが高いため，治療後も徹底的なプラークコントロールが必須です．また，歯周病の治療によって歯肉が退縮した場合は，根面齲蝕にも気をつけましょう（➡33ページ）．

3 歯周病と全身疾患

● 歯周病は多くの体の病気と関わりがあります

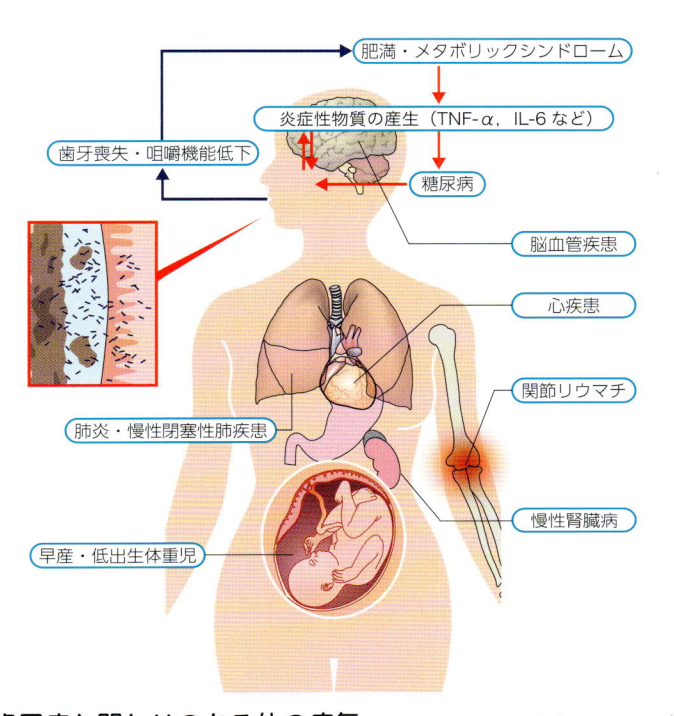

■ **歯周病と関わりのある体の病気**（日本臨床歯周病学会2017より）

　最近になって，歯周病がさまざまな体の病気と関わりがあることがわかってきました．特に，糖尿病，心血管疾患（心筋梗塞，狭心症など），早産，誤嚥性肺炎との関係が研究によって報告されています．体の病気にならない，悪くしないためにも，しっかり歯周病の治療をしておく必要があります．

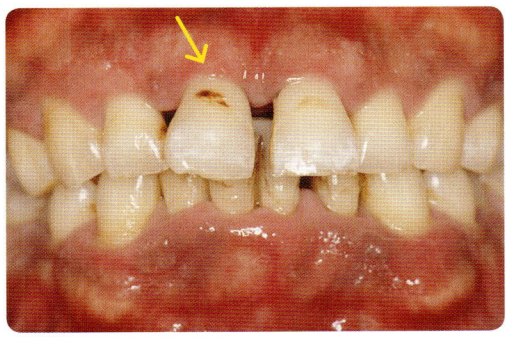
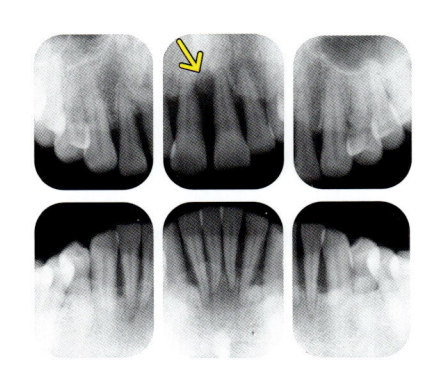

■ **糖尿病患者さんの歯周治療**

40歳，男性の歯周病患者さん．歯ぐきが腫れ，膿が出ていて，レントゲンでは骨の喪失が見られます．初期治療の反応が悪いので糖尿病外来に紹介したところ，2型糖尿病と診断されました．糖尿病のコントロールと同時に歯周治療を行い，症状は改善しました

> **説明の目的は？** 歯周病が多くの全身疾患と関わりがあることを患者さんに知ってもらい，歯周病の予防や治療に積極的に取り組むよう働きかけましょう．

患者さんに説明する前にここまで知っておこう！

　歯周病はバイオフィルムによって引き起こされる炎症性の疾患です．近年になって，歯周病が全身的な疾患に影響を及ぼす，また逆に全身疾患が歯周病を増悪させるという知見が多く報告され，歯周病はさまざまな全身疾患と密接な関係があると考えられています．以下に，主な疾患との関わりについて説明していきます．

■ 歯周病と糖尿病

　アメリカ・アリゾナ州のピマ・インディアンを対象とした調査で，糖尿病の人は，歯槽骨や歯の喪失を指標とした歯周病進行リスクが，健康な人に比べ2.6倍高かったと報告されています（Nelson 1990）．

　ヨーロッパ歯周病学会（EFP）・米国歯周病学会（AAP）合同ワークショップで発表された歯周病の新分類では，歯周病の進行にかかわる危険因子に糖尿病が含まれており（Papapanou 2018），歯周治療の際には問診で糖尿病について確認することが重要です．

　また，糖尿病患者に歯周治療を行うと，糖尿病のリスクが減少し，糖尿病治療薬の投与量を減らせることが報告されています（Chapple 2013）．投薬による身体への影響などを考えると，歯周治療は身体的な副作用がほとんどないため，糖尿病患者には積極的に勧めるべきでしょう．

■ 歯周病と心血管疾患

　EFP・AAPのコンセンサスレポートでは，歯周病が心血管疾患のリスクを高めることが疫学的に証明されたとしており，全身を循環した歯周病菌が，直接的もしくは間接的にアテローム性動脈硬化などの全身的な炎症を引き起こす可能性を示唆しています（Tonetti 2013）．歯周病は口腔内という限られた領域の疾患であるものの，そのコントロールは全身疾患の一次予防として非常に意義があると考えられます．

■ 歯周病と早産・低出生体重児

　妊婦の歯周組織の炎症が，早産や低出生体重児と関係があることが，アメリカの研究で初めて明らかになりました（Offenbecher 1996）．また，ブラジルの総合病院における調査では，歯周病に罹患していながら治療を受けなかった妊婦の79.0％に早期低体重児が産まれたと報告されています（Gazolla 2007）．

　妊娠前に積極的に歯周治療を行い，妊娠中も健康な口腔内環境を維持することによって，妊娠・出産時のリスクを減少できることを，患者さんに知ってもらうことが大切です．

　歯科医院は，予防処置やサポーティブセラピーなど，健康な方でも定期的に通院する唯一の医療機関です．患者さんの小さな変化を見逃さないように，全身疾患についても十分な知識を持って診察しましょう．全身疾患が疑われる患者さんが来院された場合には，すみやかに医科の受診を促し，必要に応じ連携しながら患者さんの治療にあたることが重要です．

4 喫煙と歯周病

● タバコは歯科疾患のリスク因子で，治療の予後も悪くなります

初診（喫煙者）　➡　禁煙＋治療後　➡　喫煙再開後

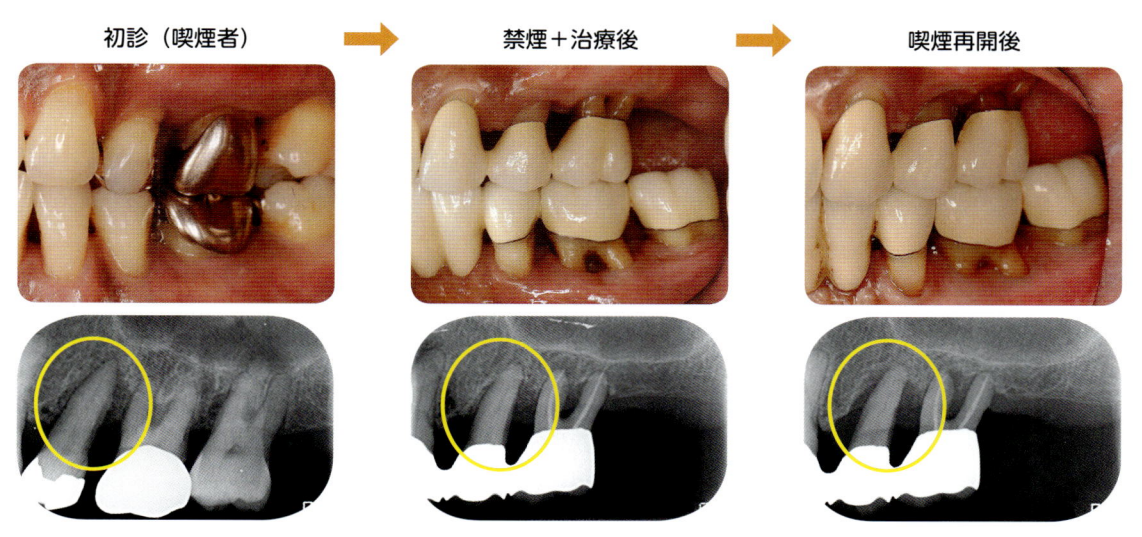

■ 喫煙は歯周病を悪化させるリスク因子

52歳の女性．初診時は1日40本喫煙していました（左）．禁煙指導の後，歯周治療を行い，状態が改善しました（中央）．しかしメインテナンスを受けず，喫煙を再開．5年後の再来院時には歯周病が進行し，多くの歯を抜くことになってしまいました（右）

　喫煙は，肺癌など全身の病気との関わりがあるだけでなく，お口の健康にも大きな影響があります．

　たとえば，喫煙をしている人では歯周病を早い段階で発見しにくい，歯周病の治療の効果が低い，インプラント治療の成功の確率が下がるなど，せっかく治療を受けても十分な成果が得られません．また，歯ぐきが黒ずむこともありますし，口臭の原因にもなります．

　急な禁煙はとても難しいと思いますが，少しずつでもタバコを減らしていく努力をしてください．

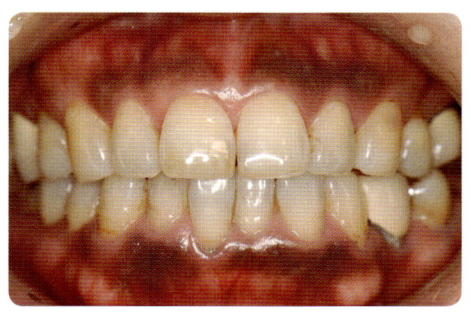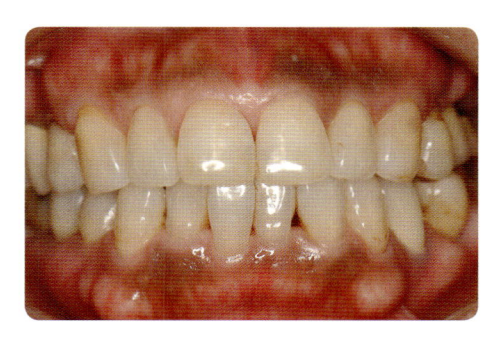

禁煙＋治療後

■ 禁煙の効果

51歳の女性．1日50本喫煙．初診時はタバコの影響で歯ぐきが黒ずんでいました（左）．左上の奥歯は歯周病で抜歯となったため，禁煙指導の後，歯周治療とインプラント治療を行いました．治療から7年後，歯周病は治り，歯ぐきの色もよくなりました（右）

> **説明の目的は？**

患者さんに，喫煙は全身疾患だけでなく歯周病やインプラント周囲病変のリスク因子（リスクインディケーター）であることを伝え，禁煙に努めてもらいましょう．

患者さんに説明する前にここまで知っておこう！

■ 喫煙は多くの病気のリスクインディケーター

厚生労働省によると，成人喫煙率は男性で29.4％，女性で7.2％と，年々減少しています．

しかし，喫煙は癌，脳卒中，冠動脈疾患，循環器疾患との関連が認められ，これら喫煙に関する病気で亡くなる人は年間12〜13万人といわれています．また，妊娠・出産に際しては，早産や低出生体重児の原因になるなど，喫煙はさまざまな影響を全身に及ぼします．

■ 喫煙は歯周組織の血流を妨げ，歯周病の治癒を遅らせます

喫煙をしていると，口腔内にはどのような影響が現れるでしょうか．

喫煙者に歯周組織検査を行うと，X線上での骨喪失量のわりにBOPが少ないと感じることがあります．タバコの中に含まれるニコチンには末梢血管を収縮させる作用があり，プロービング時の出血が抑えられるためと考えられます．

口腔衛生状態が良好で口腔清掃習慣のある喫煙者と非喫煙者を対象に，X線上で歯根の長さに対する歯槽骨の高さの割合を測定・評価した研究では，喫煙者群で歯槽骨の高さが77.9％，非喫煙者で82.8％でした（Bergström 1987）．口腔衛生状態が良好にもかかわらず，喫煙者群でより大きな歯周組織の喪失が認められたことから，喫煙が歯周組織の健康にとってリスクインディケーターであることがわかります．

喫煙者は非喫煙者よりも歯周病の罹患率が高いうえに，治療への反応が思わしくないため，全身的な健康への影響もふまえ，私たち歯科医療従事者は禁煙を勧めるべきでしょう．

■ インプラント治療においても喫煙はリスクインディケーター

インプラントが埋入された患者では，どのような喫煙による影響があるでしょうか．

ドイツの一般歯科医院で，インプラント治療を受けた患者を対象にインプラント周囲病変の有病率を調査したところ，喫煙者は非喫煙者に比べ，インプラント周囲粘膜炎に対して3.77倍，インプラント周囲炎に対して31.58倍のオッズ比が認められました（Rinke 2011）．さらに，非喫煙者で歯周病の既往歴がなく，サポーティブセラピーに協力的な患者には，インプラント周囲病変は確認されませんでした．つまり，喫煙によってインプラント周囲病変のリスクが高まるといえます．

喫煙者には，喫煙が歯周治療やインプラント治療の成否を左右し，治療後も歯周病の再発やインプラント周囲病変のリスクインディケーターとなることを十分に説明する必要があります．

歯周病とは

● 歯周病は歯の病気ではありません！

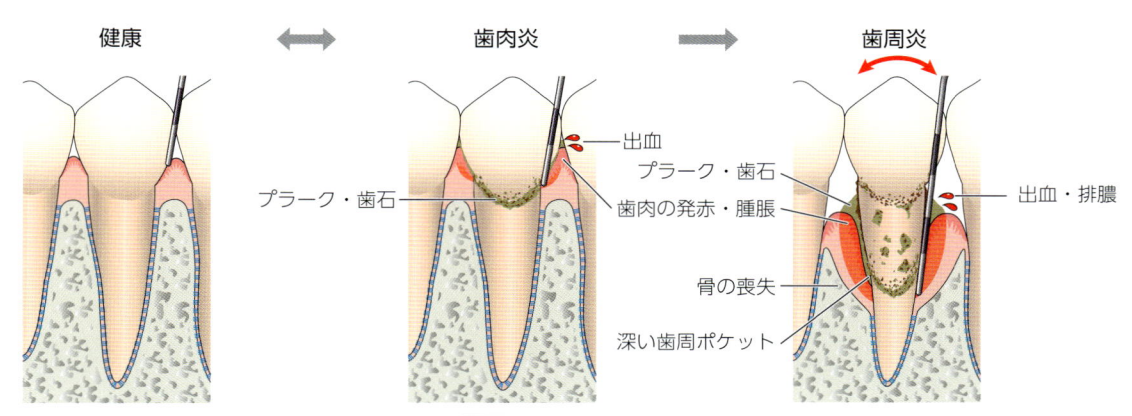

■ **健康な歯周組織・歯肉炎・歯周炎** 付録05

　歯周病は，歯を支える組織（歯ぐきや骨）が破壊されていく病気で，歯肉炎と歯周炎があります．歯の表面に細菌のかたまり（プラーク）が付くことにより，菌がもつ毒素に歯ぐきが反応して炎症が起き，歯ぐきが赤く腫れてきます．炎症が歯ぐきでとどまっている状態を**歯肉炎**，さらに炎症が進み歯を支えている組織が破壊された状態を**歯周炎**と呼びます．歯肉炎が進行した状態が歯周炎なので，歯肉炎のうちに適切なプラークコントロールを行い，それ以上悪くならないようにすることが大切です．

● こんな症状に気づいたら歯周炎です

- 歯ぐきが赤く腫れた
- 血や膿が出る
- 口の臭いが気になる
- 歯が長くなったように見える（歯肉退縮）
- 前歯にすき間ができてきた
- 歯がグラグラする（動揺）
- 歯が動いてきた（歯牙移動）
- 食べ物がはさまりやすい
- 食べ物が噛みにくい（咀嚼障害）

■ **歯周病の主な症状**

　歯周病になると口の中にさまざまな変化が現れますが，変化に気づいた時には歯周病はかなり進んでいます．そのため，歯周病は「沈黙の病気」と呼ばれています．むし歯と違って歯周病はあまり痛みが出ませんが，歯ぐきの腫れがひどい時には痛むこともあります．

　歯周炎になると，プロービング検査で深い歯周ポケットとポケット底からの出血がみられ，レントゲン検査では歯の周りの骨がなくなり始めているのが観察されます．ただし，早期に適切な治療を行えば，歯周炎の進行を止めることは可能です．治療をせずに歯周炎がどんどん進行してしまうと，最終的には歯の周りの骨がすっかりなくなって歯を支えられなくなり，歯が抜けてしまいます．

> **説明の目的は？**　患者さんに，歯周病がどのように起こるか，どのような症状が出るかを知ってもらい，歯周治療への参加意欲を高めましょう．

患者さんに説明する前にここまで知っておこう！

■ 歯周病の原因となるバイオフィルムについて知っておきましょう

　ヒトの口腔内には，約1,000種類以上の細菌が存在し，歯面に形成したバイオフィルムの中で相互に助け合いながら生息しています．バイオフィルムは多糖類などからなるマトリックスで覆われており，これがバリアとなるため，抗菌薬が浸透しづらく，殺菌効果がほとんど得られません．そのため，ブラッシングやスケーリングなどで機械的にバイオフィルムを破壊し，細菌を除去する必要があります．

　歯周病菌の多くはグラム陰性嫌気性菌で，酸素の届きにくい歯周ポケット内を位相差顕微鏡で観察すると，運動性桿菌やスピロヘータが多く見られます．歯周病菌は，外膜の成分であるリポ多糖が免疫反応により内毒素（エンドトキシン）として作用し，歯周組織に炎症を引き起こして歯周病が進行すると考えられています．また，この外膜があるため，細胞膜に作用する抗菌薬が効きにくいのです．

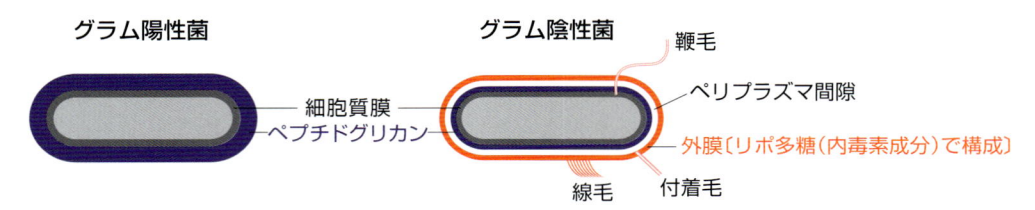

グラム陽性菌　　　　　　　　　グラム陰性菌
鞭毛
細胞質膜　　　　　　　ペリプラズマ間隙
ペプチドグリカン　　　　外膜〔リポ多糖（内毒素成分）で構成〕
線毛　付着毛

■ **細菌の基本構造** (Rateitschak 2008より)

■ 歯周病の定義

　2017年にヨーロッパ歯周病学会と米国歯周病学会による合同のワークショップが開催され，歯周病の新分類が発表されました（Chapple 2018，Papapanou 2018）．新しい分類では，癌の進行度と同様のステージ分類が採用されましたが，ここでは一般の歯科医院で臨床的に応用可能な基準を示します．

健　康：歯肉に炎症（発赤，腫脹）がなく，支持組織の喪失が見られない．BOP(−)
歯肉炎：炎症が歯肉に限局している状態で，支持組織の喪失が見られない．BOP(+)
歯周炎：炎症性疾患が歯肉炎より進行し，支持組織の喪失（付着の喪失とX線上の骨喪失）が
　　　　認められる．BOP(+)
※BOP：プローブ挿入時におけるポケット底からの出血

歯周病の検査

● 主な検査はプロービングです

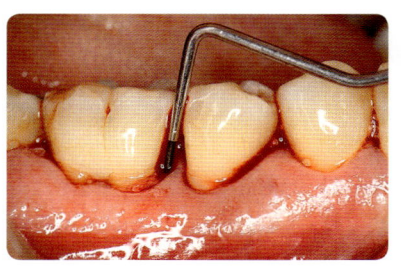 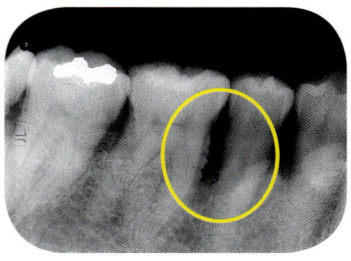 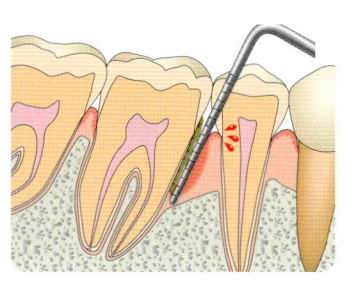

■ 歯周病の検査

歯周病の程度は，プロービング検査とレントゲン検査から総合的に判断します．歯周炎になると，プロービング検査で深い歯周ポケットと出血が見られ，レントゲン検査では骨がなくなっているのが確認できます

　歯周病の検査でまず行うのは，**プロービング検査**です．プローブという細い針のような器具を歯と歯ぐきの間にそっと入れ，炎症による出血がないかを調べ，歯周ポケットの深さを測ります．炎症がある場合は，検査中にちくっとした痛みを感じるかもしれません．

　歯の周りの骨の状態を調べるには，**レントゲン検査**が必要です．また，歯周ポケット内の細菌を調べる細菌検査は，診断の補助になります．

● 検査結果によって歯肉炎または歯周炎と診断されます

　プロービング検査で出血があったら，歯周組織に炎症が生じているサインです．レントゲン検査の結果，骨に変化がなければ歯肉炎，骨がなくなり始めていたら歯周炎と診断されます．歯周炎では，歯周ポケットが深くなっているのが検査で確認できます．歯周治療を行って健康が回復されると，歯周ポケットが浅くなって出血が止まります．

　歯周病は自覚症状がないまま進んでいくという特徴があり，「沈黙の病気」と呼ばれています．症状がなくても定期的に歯周病の検査をして，お口の中の健康状態を確認しておく必要があります．

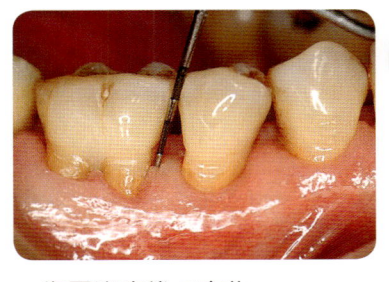 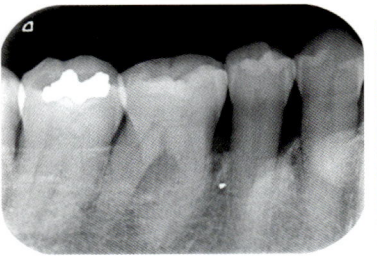 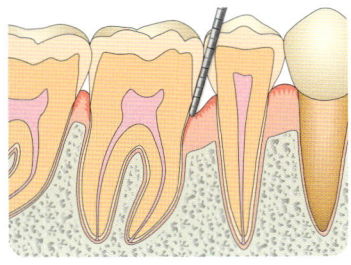

■ 歯周治療後の変化

炎症がおさまって出血がなくなり，歯周ポケットは浅くなります．レントゲン上で骨の回復が認められます

> **説明の目的は？** 患者さんに，歯周病の検査目的を理解してもらうとともに，検査結果の見方も知っていただきましょう．

患者さんに説明する前にここまで知っておこう！

■ プロービング時の出血は炎症のサインです

歯肉辺縁やポケット底部にプラークが付着していると，軟組織に炎症が生じ，プロービング時の出血（BOP）がみられます．プラークを除去すると炎症は消退し，BOPもなくなります．つまり，BOPは炎症（歯周病の進行）の指標となります（Lang 1986）．

また，平均11年間のサポーティブセラピーを受けていた患者群において，深い（≧6mm）歯周ポケットが残存していると歯周病が進行しやすかったという観察結果が得られています（Matuliene 2008）．歯周ポケットが浅いと歯周病のコントロールが容易であることから，歯周治療はBOPの消失と歯周ポケットを浅くすることを目標に行います．

■ 歯肉に炎症があると，プロービング検査に誤差が生じます

発赤や腫脹は，歯周病による炎症の程度を示す指標となりますが，さらに，プローブを用いて歯周ポケットの深さを測定することで，症状を客観的に評価できます．ただし，プロービング検査で生じうる誤差についても知っておきましょう．

歯周組織の炎症の有無によるプロービング値の違いを組織学的に調べた研究があります（Fowler 1982）．重度歯周炎で抜歯予定の16人の患者に対し，同じ直径のプローブを用い一定の圧でプロービングを行ったところ，歯周治療をしなかった患者群では，プローブの先端はポケット底を突き抜けていました．一方，口腔衛生指導とSRP（スケーリング・ルートプレーニング）を行った患者群では，ポケット底より上でプローブ先端は止まっていました．

炎症によりポケット底の結合組織が損傷を受けているとプローブが突き抜けやすくなり，SRPで感染が除去されると結合組織が回復して歯肉が引き締まり，ポケット底より浅いところでプローブが止まるようになると考えられます．このように，臨床では炎症の有無により約1mmの誤差が生じることを理解したうえでプロービングを行う必要があります．

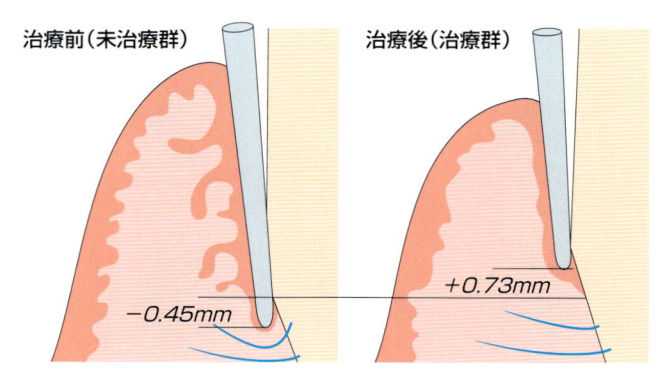

治療前（未治療群） 治療後（治療群）

−0.45mm +0.73mm

■ **治療前後のプロービングポケットデプス**
(Fowler 1982 より)

7 歯肉炎の治療

● 歯肉炎になると，口の中にどのような変化が見られるでしょうか？

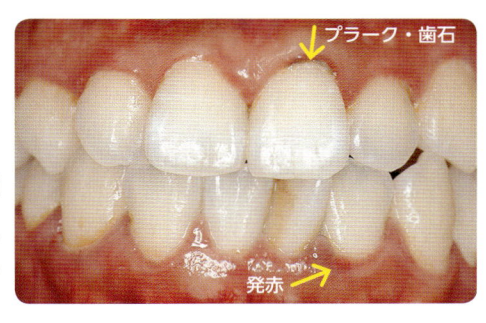

プラーク・歯石

発赤

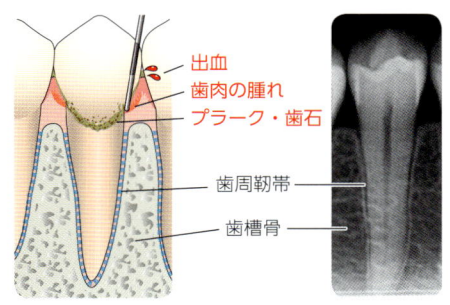

出血
歯肉の腫れ
プラーク・歯石

歯周靭帯
歯槽骨

■ 歯肉炎の特徴　付録02

プラークが付着し，歯ぐき（歯肉）は赤く腫れて，出血があります．歯周ポケットは浅く，レントゲン検査で骨の喪失はみられません

ブラッシングが不十分なためにプラークが歯と歯ぐきの間に付いていると，歯肉炎が始まります．2～3週間で，歯ぐきの赤みや腫れなど，目に見える症状が現れます．歯肉炎では，プロービング検査でやや深い歯周ポケットと出血が認められますが，レントゲン検査ではまだ歯の周りの骨がなくなるなどの変化はみられません．

● 歯肉炎の治療ではブラッシングが重要です

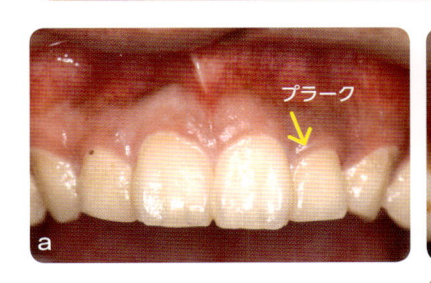

プラーク

a

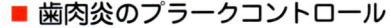

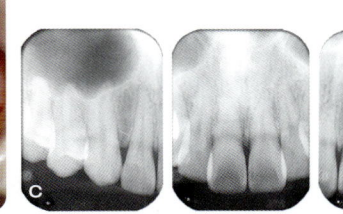

■ 歯肉炎のプラークコントロール

a：28歳の男性．歯肉炎の患者さん．歯と歯ぐきの境にプラークがあり，歯ぐきが腫れています
b, c：プロービングをすると出血しますが，レントゲン上で骨の喪失はみられません
d, e：患者さんによるプラークコントロールで歯周組織の健康を回復しました

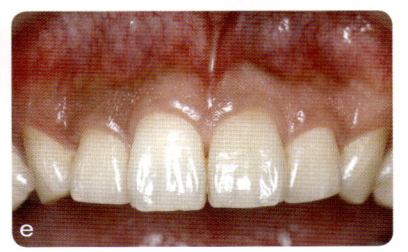

d

e

歯肉炎は，歯についたプラークを取り除けば治ります．歯の染め出しをした時にみがき残しがあったところは特に注意して，毎日お口の中を清潔に保ちましょう．
　歯科医院では，さまざまな器具を使ってプラークや歯石を取り除きます．歯と歯の間や歯の裏側など，自分で磨きにくいところは特に，プロフェッショナルケアが有効です．
　歯肉炎が進んで歯周炎になると，治療が大変になり，時間や費用もかかります．歯肉炎のうちに健康な状態を取り戻し，毎日のブラッシングで健康を維持しましょう．

説明の
目的は？

患者さんに，歯肉炎は適切なプラークコントロールで改善することを知ってもらい，歯周炎へと進行しないようセルフケアに努めてもらいましょう．

患者さんに説明する前にここまで知っておこう！

■ 歯肉炎の症状は2〜3週間で現れ，プラークを除去すると約1週間で治まります

　今から50年以上も前に，プラークが歯周病の原因であることを示した歴史的な研究が発表されています（Löe 1965）．歯肉の健康な歯学生12人にブラッシングを中止してプラークを堆積させ，歯肉に炎症（出血）が認められてからブラッシングを再開しました．炎症はブラッシングをやめてから10〜21日で認められ，ブラッシングを再開してプラークを除去すると，約1週間で消退しました．この研究は，プラークの堆積が歯肉炎を引き起こすことを明らかにしただけでなく，プラークを除去することで歯肉炎が改善できること，つまり歯肉縁上のプラークコントロールの重要性（一次予防の大切さ）をも私たちに教えてくれました．

プラークインデックス

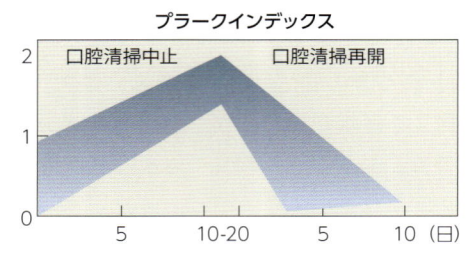

歯肉炎指数（GI）

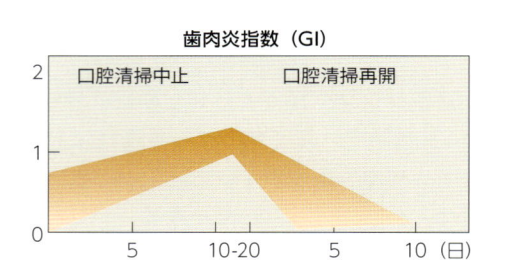

■ プラークの堆積と歯肉炎の関係
ブラッシングを中断するとプラークが堆積してGIが上昇し，再開すると低下しました（Löe 1965より）

■ プラークが歯面に付着して48時間以上経過すると，歯肉炎が始まります

　プラークが堆積している時間と歯周組織の状態との関連を調べた研究があります（Lang 1973）．歯肉の健康な歯学生32人を4つのグループに分け，口腔清掃を12時間ごと，48時間ごと，72時間ごと，96時間ごとに行いました．プラークは臼歯部隣接面から堆積し始め，続いて前歯の隣接面へと広がっていきました．そして，プラークを取り除くまでの間隔が48時間（2日）を超えると，歯肉炎になり始めました．

　患者さんには，歯周病予防のために**1日に1回はみがき残しのないプラークコントロール**を行うよう指導しましょう．隣接面のプラーク除去には，フロスや歯間ブラシの使用が有効です．

■ 患者さんへの指導のポイント

　歯肉炎の患者さんには，適切なブラッシングを続ければ歯肉炎は改善することを伝え，セルフケアに取り組んでいただきます．染め出し液を用いて磨き残しをチェックし，**患者さんに手鏡でご自分の口腔内を見ていただきながら**，歯ブラシの当て方を指導しましょう．特に，隣接面や舌側は，患者さんがプラークを取り残すことの多い部位なので，口腔衛生指導と同時にプロフェッショナルクリーニングでプラークを除去することも必要です．

　臨床では，一見すると歯肉炎と思えるような症例でも，歯周炎にまで進行していることもあるので，正確な検査と診断に基づいて治療を進めていくことが重要です．

8 歯周炎の非外科処置

● 歯周炎になると，口の中にどのような変化が見られるでしょうか？

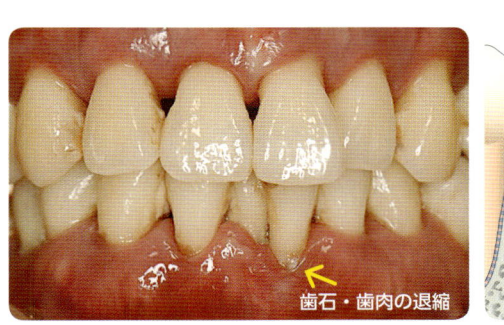
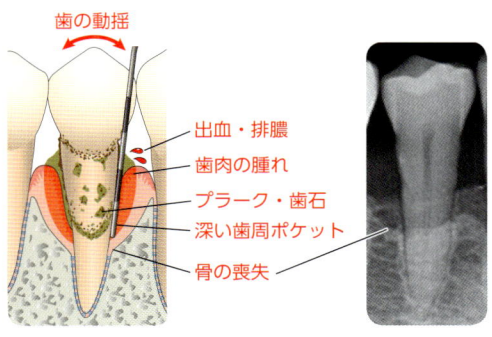

歯の動揺

出血・排膿
歯肉の腫れ
プラーク・歯石
深い歯周ポケット
骨の喪失

歯石・歯肉の退縮

■ 歯周炎の特徴 付録03

プラークが付着し，歯ぐき（歯肉）は赤く腫れて，出血や排膿があります．歯肉の退縮と歯列不正がみられ，歯が動くようになります．歯周ポケットは深く，レントゲン検査で骨の喪失がみられます．歯肉炎を治療しないと，このような状態になってしまいます

　歯周炎になると，歯ぐきが赤く腫れる，血や膿が出る，歯がぐらぐらする，歯が動く，食べ物が挟まる，口臭がするなどの変化が現われます．プロービング検査では深い歯周ポケットと出血が確認でき，レントゲン検査では歯の周りの骨がなくなっているのが観察されるようになります．そのまま放置しておくと，骨が溶けて歯を支えることができなくなり，歯が抜けてしまいます．

● 歯周炎の治療ではまず非外科処置を行います

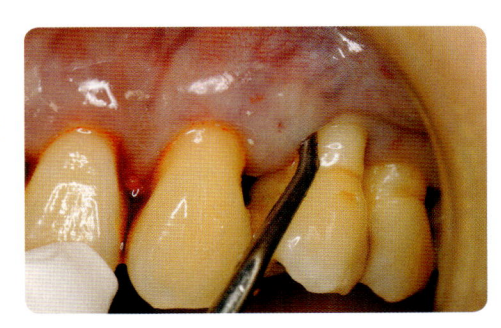
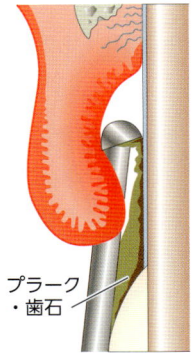

■ 歯周炎の非外科処置
付録06

麻酔をして，歯根についた歯石やプラークを専用の器具で取り除きます

プラーク・歯石

　歯周炎の治療では，炎症を抑えるために，歯根に付いてしまった歯石やプラークを取り除く必要があります．超音波スケーラーやキュレットという器具を歯周ポケットに入れて歯根の表面を清掃（非外科処置）していきますが，痛みを感じる場合があるので，必要に応じて治療の前に部分麻酔をします．歯根の深いところまで歯石やプラークが付いている場合には，手術（歯周外科処置）をして取り除くこともあります．

> 説明の
> 目的は？

　患者さんに歯周炎の病態と治療方法を知ってもらうことで，それらに対する理解を深め，歯科医師・歯科衛生士と協力しながら良好な治療結果を目指せるよう導きましょう．

患者さんに説明する前にここまで知っておこう！

■ 歯周炎は歯肉縁上のプラークコントロールだけでは治りません

　歯肉炎はブラッシングで歯肉縁上のバイオフィルムを除去すれば改善することが明らかになっています（➡22ページ）が，歯周炎はどうでしょうか？

　筆者ら（弘岡とSerino）が学んだイエテボリ大学歯周病科で，重度歯周炎に対する歯肉縁上・縁下の処置の効果が比較されています（Westfelt 1998）．重度歯周炎患者12人の口腔内を，歯肉縁上のプラークコントロールのみ行う部位と，それに加えて歯肉縁下のSRPも行う部位に分け，3年間の治療結果を比較したところ，ポケット底部からの出血（BOP）は歯肉縁上コントロールのみの側で32.5％，SRP側で10.3％に認められました．

　これは，**歯肉縁上のプラークコントロールのみでは歯周炎の改善は難しく，進行は止められない**ことを示しており，歯周炎の改善には，歯肉縁下の歯根面に付着した歯石やバイオフィルムの積極的な除去を目的とした**歯肉縁下のSRPや歯周外科処置が必要**です．

■ 歯周炎には歯肉縁下のSRPが有効

　では，SRPは歯周炎の改善にどの程度，効果があるのでしょうか．重度歯周炎患者に歯肉縁上・縁下のSRPを行い，治療の効果を評価した研究によると，BOPや深い歯周ポケットが大幅に減少し，24カ月もの間，健康な歯周組織が維持されました（Badersten 1984）．手用インスツルメントと超音波インスツルメントでは治療結果に違いがみられなかったため，器具の種類に関係なく，歯根面からプラークを除去することが大切といえます．非外科処置は外科処置に比べ，術後に歯肉が一度に大きく下がることが少ないのもメリットです．

■ 深い歯周ポケットや根分岐部には歯周外科処置が必要です

　重度歯周炎患者において，**非外科処置だけでは6mm以上の歯周ポケットの約70％に歯石の取り残し**が認められたとする報告があります（Caffesse 1986）．また，II度〜III度の根分岐部病変を有する下顎大臼歯の場合，非外科処置では約1/3に歯石の取り残しが認められましたが，外科処置では多くの歯石が取り除けました（Matia 1986）．つまり，深い歯周ポケットが残る部位や，根分岐部のように形態上インスツルメントの到達が困難な部位では，非外科処置による改善には限界があり，明視下で行える外科処置が必要です．中等度の深さの歯周ポケット，形態が複雑でない小臼歯まではSRPで十分に対応できますので，歯周炎の治療の主な担い手は歯科衛生士といえます．

手用のみ：37.7%　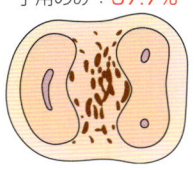

超音波のみ：34.1%　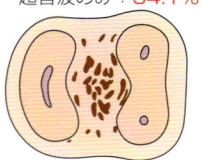

何もせず抜歯：49.7%　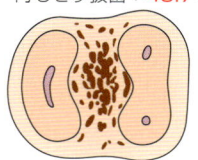

■ **各処置後に大臼歯の根分岐部に残った歯石の量**
（Matia 1986 より）

9 歯周外科処置

● 歯周炎が進んでしまったところには手術が必要になります

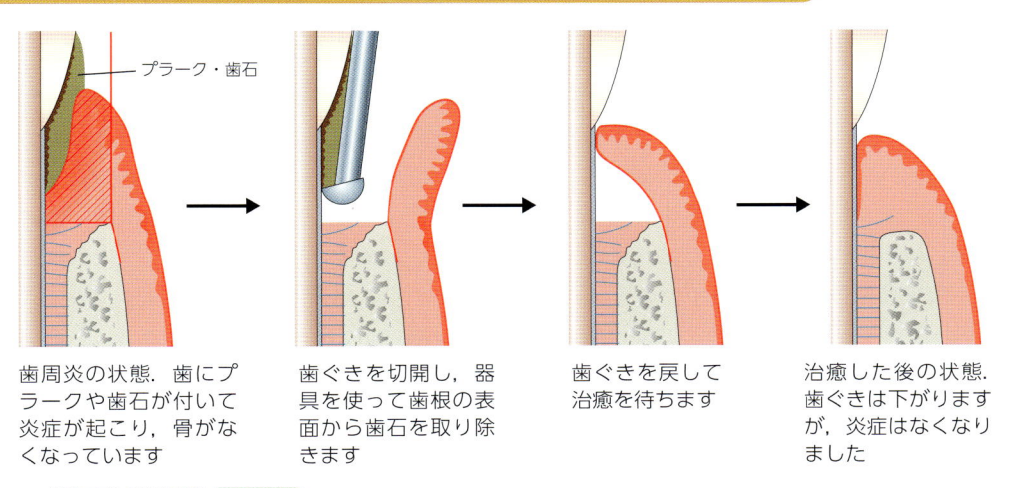

プラーク・歯石

歯周炎の状態. 歯にプラークや歯石が付いて炎症が起こり, 骨がなくなっています

歯ぐきを切開し, 器具を使って歯根の表面から歯石を取り除きます

歯ぐきを戻して治癒を待ちます

治癒した後の状態. 歯ぐきは下がりますが, 炎症はなくなりました

■ 歯周外科処置 付録06

　歯根の深いところや奥歯の歯根が分かれているところ（根分岐部）まで歯周炎が進んでいる場合は, 非外科処置では歯石やプラークを取り切ることができないので, 手術（歯周外科処置）が必要になります. 術後に患者さん自身がブラッシングしやすい状態にすることも, 手術の目的の一つです.

　歯周外科処置では麻酔をして歯ぐきを切開し, 歯根の表面を露出させてから, 歯科医師が歯石やプラークを取り除いていきます. 歯ぐきを切開することにより, 歯根の表面を直接見ながら確実に歯石やプラークを除去することができるため, 歯周炎が改善されます.

● 歯周炎の治療の後は歯ぐきが下がることも

■ 歯周炎治療後の状態
付録04

炎症がおさまり, 歯ぐき（歯肉）からの出血はありません. 歯肉が下がって歯が長くなったように見えることがあります

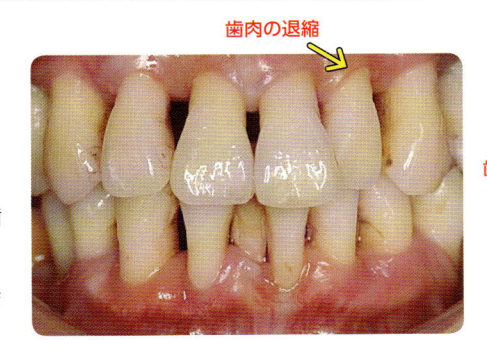

歯肉の退縮

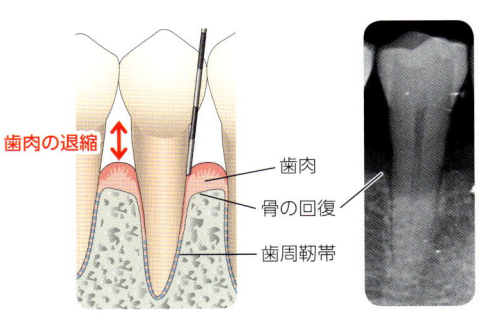

歯肉の退縮

歯肉
骨の回復
歯周靭帯

　歯周炎の治療後は, 歯ぐきが下がって, 歯が長くなったように見えることがあります. これは, 歯周炎で歯の周りの骨が減ってしまったと同時に, 治療により歯ぐきの腫れがおさまったことによるものです. ひどい歯周炎になると, 治療で歯ぐきの健康は取り戻せても, 見た目を元のように戻すことは難しいので, 歯周炎にならないよう予防することが大切です.

> **説明の目的は？**　歯周外科処置を行う目的とその効果について，患者さんに理解していただきましょう．また，歯周外科処置で得られた治療結果を維持するには，患者さん自身によるプラークコントロールが大切であることも伝えましょう．

患者さんに説明する前にここまで知っておこう！

■ 歯周外科処置の適応と目的を理解しておきましょう

　ある程度進行した歯周炎に対しても，単根歯であれば口腔衛生指導やSRPなどの非外科処置（基本治療）で著しい改善を得られることが報告されています（Badersten 1984）．

　一方で，非外科処置のみでは歯肉縁下深くの歯石やプラークが残存し，期待した治療結果が得られない場合には歯周外科処置へ移行します．BOPが持続し，5mm以上の深い歯周ポケットが残存するなど，臨床的指標の改善が認められないような部位や，解剖学的に歯肉縁下のプラークコントロールが困難な部位（根分岐部や根面溝など）においては，歯周外科処置が必要となります．

　歯周外科処置の目的は，明視下で歯根面から確実に歯石やプラークを除去すること，患者さん自身がプラークコントロールしやすい歯周組織の環境を整えることです．

■ どの術式でも健康な歯周組織を回復できます

　中等度歯周炎患者に各種の外科処置を用いて効果を比較した研究では，歯肉切除術，根尖側移動術，骨削除を伴う根尖側移動術，モディファイド・ウィドマン・フラップ（MWF），骨切除を伴うMWFのいずれの術式においても，軟組織や骨の取り扱いにかかわらず，歯面からプラークが除去され，術後に歯肉縁上のプラークコントロールを伴えば，健康な歯周組織を回復することが報告されています（Rosling 1976）．

　重度の根分岐部病変（II度～III度）においても，歯根分割やトンネル形成などの外科処置により，5年の長期にわたって歯を保存できることが示されています（Hamp 1975）．ただし，術後に起こりうる根面齲蝕の問題なども考慮すると，プラークコントロールは必須といえるでしょう．

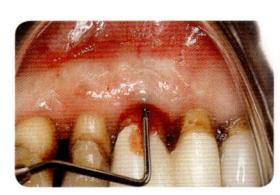 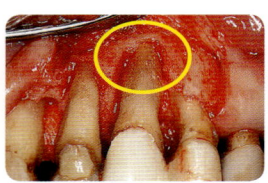 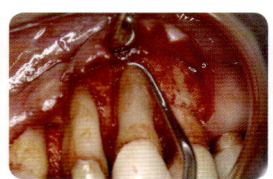 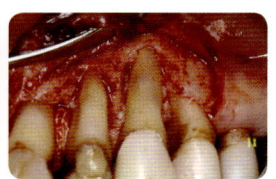

50歳，男性．非外科処置の後も歯周ポケットは10mmと深いままで，BOPも残存していました	歯肉弁を翻転すると，歯根表面に歯石が確認できました	明視下でキュレットと超音波スケーラーを用い歯根面の清掃を行いました	歯根表面が滑沢になったことを確認後，歯肉弁が戻されました

■ 深い歯周ポケットが残存した部位への歯周外科処置

■ 歯周外科処置後のプラークコントロールが治療成功の鍵です

　歯周外科処置を行っても，術後に歯肉縁上のプラークコントロールが不十分だと，歯周炎の再発につながります（Nyman 1975）．初期治療の間にモチベーションを行い，歯周外科処置後は患者・術者双方による歯肉縁上のプラークコントロールを徹底しましょう．

歯周組織再生療法

● 重度の歯周炎で失われてしまった歯周組織を再生させる治療法があります

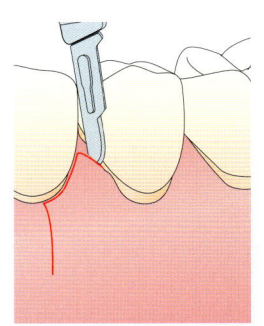
麻酔後，歯ぐきを切開

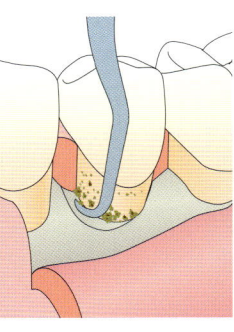
歯根の表面を器具で清掃します

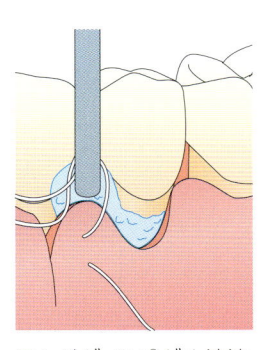
エムドゲイン®ゲル溶液を塗ります

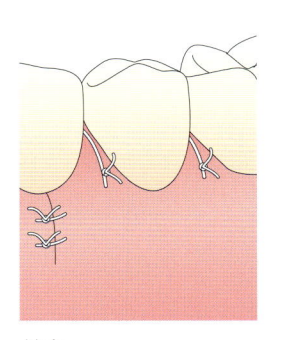
縫合

■ 歯周病で失われた組織を再生するエムドゲイン®療法の流れ
リグロス®を使った治療も，手順はほぼ同じです

　歯周炎がひどくなると，歯を支えている骨などの歯周組織が失われていきます．歯周組織再生療法は，そのような失われた歯周組織を回復するための外科的な手術で，さまざまな方法があります．歯周組織再生療法が有効かどうかは，検査を行って歯科医師が判断します．歯周組織再生療法も，成功のためには術後のプラークコントロールが必須です．

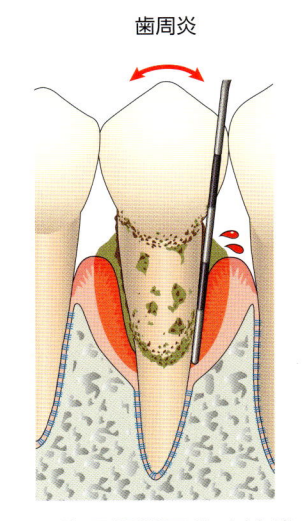
歯周炎

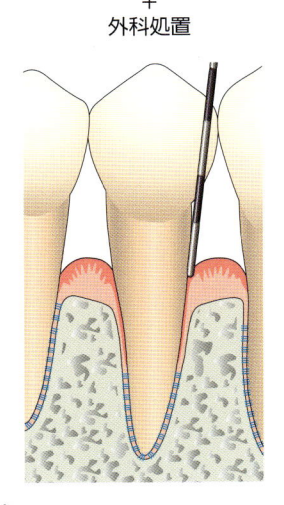
非外科処置
＋
外科処置

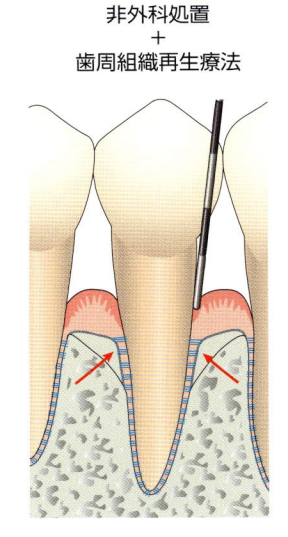
非外科処置
＋
歯周組織再生療法

■ 歯周組織再生療法後の治癒
通常の歯周外科処置と異なり，歯を支える歯周靭帯が回復します

歯周病

治療

> **説明の目的は？** 　患者さんに，歯周組織再生療法の概要を知ってもらいましょう．

患者さんに説明する前にここまで知っておこう！

■ 非外科処置や歯周外科処置では，本来の歯周組織の再生は起こりません

　非外科処置や歯周外科処置後の治癒形態を組織学的に観察した研究によると，歯根表面には長い接合上皮が再形成され，新たな結合組織性付着は認められませんでした（Caton 1980）．つまり，非外科処置や歯周外科処置の後に，付着の獲得やX線上での骨の獲得が認められても，それらは必ずしも本来の歯周組織の再生を意味しているわけではないのです．

■ さまざまな歯周組織再生療法について説明できるようにしましょう

　真の歯周組織再生を目指してさまざまな方法が開発され，臨床で応用されています．

　最初に臨床応用されたGTR法は，歯周外科処置後の歯根面に，歯肉上皮が増殖するのを防ぐためのバリア膜を設置して，歯周靭帯由来の細胞を誘導し，セメント質や骨組織を再生させる治療法です（Nyman 1982）．

　エムドゲイン®療法は，スウェーデンで20年以上前に開発された治療法で，幼若ブタの歯胚から抽出されたエナメル基質タンパクを歯周外科処置時に歯根面へ塗布することで，歯の発生過程に近い環境を再現し，歯周組織の再生を促します．臨床研究において，付着の獲得やX線上での骨レベルの増加が報告されています（Heijl 1997）．

　日本で開発された歯周組織再生剤リグロス®は，細胞増殖因子（bFGF）を含む薬剤で，歯周外科処置時に歯槽骨欠損部へ塗布します．2017年から保険適用となっています．

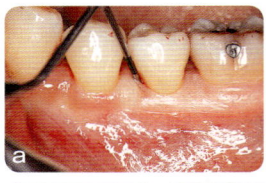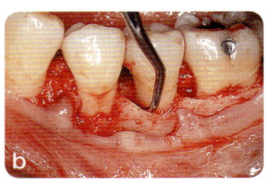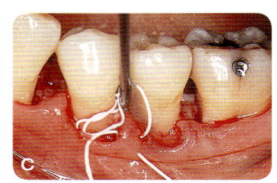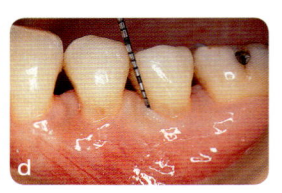

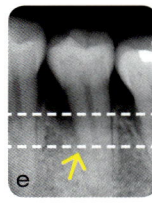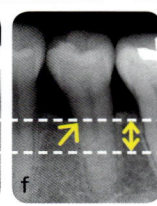

■ エムドゲイン®療法

a：初期治療後も8mmの歯周ポケットとBOP が残存
b：歯肉弁翻転後，歯根面に徹底的なデブライドメントを行いました
c：エムドゲイン®ゲルを塗布し縫合（弘岡 2000より許諾を得て転載）
d：術後1年．歯周ポケットは3mm以下でBOP（−）
e, f：術前・術後のX線写真の比較．骨レベルが改善しています

■ 歯周組織再生療法の効果は長期に維持することができます

　垂直性骨欠損に対しエムドゲイン®，GTR 法，エムドゲイン® ＋ GTR 法，オープンフラップデブライドメントを行って10年にわたり効果を評価した研究では，口腔衛生状態が良好であれば，どの方法においても治療後に得られた付着のレベルに変化がなかったと報告されています（Sculean 2008）．歯周組織再生療法を成功させるには，適応症をしっかり判断し，術前に初期治療を完了させておかなければなりません．歯周組織再生療法は，他の歯周外科処置では対応が難しい部位や臨床上のキートゥースに対して行うのが有効です．

11 歯周治療に伴う咀嚼・審美の回復

● 歯周病の治療の後，見た目や咀嚼を回復するには補綴治療などが必要です

48歳の女性患者さん．初診時．主訴は，歯周病で奥歯がなくなり見た目が気になる，食事がしづらい，でした

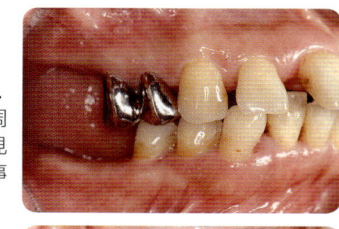
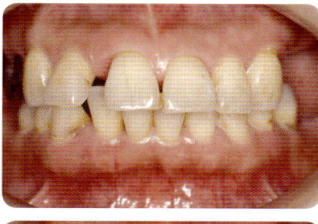
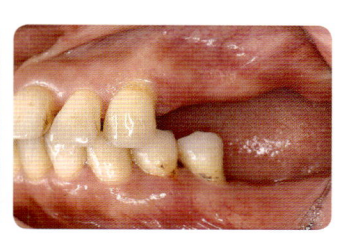

歯周病の治療が終わった後，インプラントを入れ，矯正治療を開始．その後に被せものを入れる補綴治療が行われました

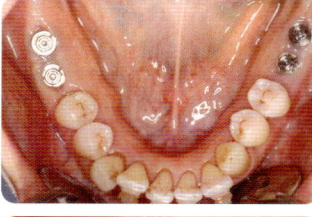
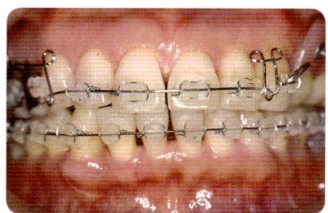

治療後．食事がしやすくなり，見た目も良くなりました

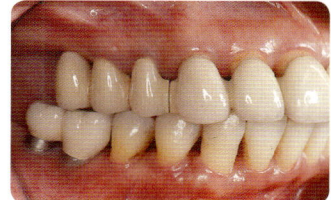
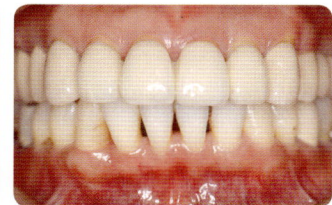
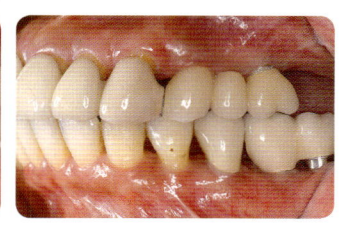

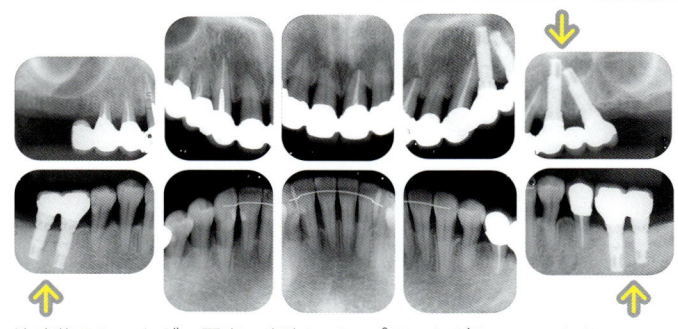

治療後のレントゲン写真．奥歯にインプラントが入っています

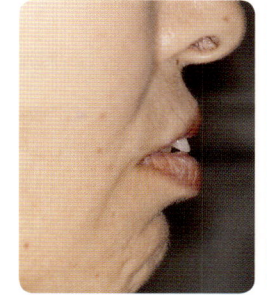
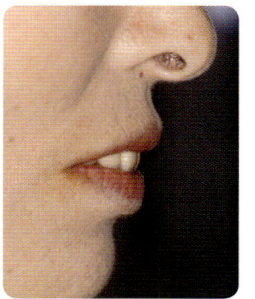

治療前後の横顔の写真．審美が回復されたことがわかります

■ 歯周病の治療後にインプラント治療，矯正治療，補綴治療を受けた患者さん （弘岡 2005 より）

　　歯周病の基本的な治療を終えた後，歯ぐきの状態が回復するまでには1～3カ月かかります．そこで再検査を行い，歯周外科処置など追加の治療が必要かどうかを歯科医師が判断します．歯周外科処置を行った場合，骨の回復には約6カ月かかります．

　　歯周病の治療を行って歯ぐきの炎症が消えた後，歯が少なくなる，歯ぐきが下がるなど，見た目，食事，発音などに問題が生じることがあります．その場合は，歯のない場所にインプラント治療を行ったり，歯周病により生じた不正咬合に矯正治療をしたり，被せものや入れ歯を入れる補綴治療をしたりする必要があるため，全体の治療期間は長くかかります．

説明の
目的は？

　患者さんに，歯周治療後，審美性をどのように改善していくか，残った歯でどのように機能の回復を図るのかを具体的に知ってもらい，その後の治療計画の参考にしましょう．

患者さんに説明する前にここまで知っておこう！

■ 歯周治療後，歯周組織は3～6カ月で回復していきます

　歯周炎患者では，非外科処置後，約3カ月でポケット底からの出血（BOP）が著明に減少します（Badersten 1984）．また，中等度歯周炎患者に対して，非外科処置および各種歯周外科処置を行った後，適切なサポーティブセラピーを6カ月続けることによって，健康な歯周組織に回復したという報告もあります（Westfelt 1985）．

　これらの報告から，術後の歯周組織の回復には3～6カ月かかり，歯肉縁上のプラークコントロールを続けることで治療後の健康が維持できるといえるでしょう．

■ 中等度～重度の歯周病患者の3割に，矯正治療が必要な歯列不正がみられます

　歯周病が進行すると，歯周組織の喪失に伴って歯の傾斜や歯間離開などの病的歯牙移動が起こることがあります．中等度～重度歯周炎患者においては約30％に歯列不正がみられ，矯正治療が必要といわれています（Brunsvold 2005）．

　歯周組織が減少した患者に対し，矯正治療を安全に行うことはできるのでしょうか？

　イヌを用いた研究で，実験的な歯周病により歯周組織が大幅に減少した歯に矯正力を加えたところ，歯肉縁上のプラークコントロールで健康を取り戻した歯周組織には，さらなる破壊は認められませんでした（Ericsson 1978）．ここから，歯周炎の患者であっても，歯周治療が適切に行われ，歯肉縁上のプラークコントロールが保たれていれば，矯正治療は可能といえるでしょう．

■ 機能・審美性の回復には歯周補綴治療やインプラント治療が有効です

　重度歯周炎の治療後は，残存歯が少なくなり，歯周組織も減少して歯が動揺しやすく，咬合が不安定になっています．そのような場合，残存歯の動揺を止めて，歯周組織を保護し，咀嚼機能と審美性を回復させるために，歯周補綴が必要になります．

　その際にも重要なのが歯肉縁上のプラークコントロールで，重度に進行した歯周炎患者でも，歯周治療の後に歯周補綴を行い，口腔衛生が良好であれば，残存歯と歯周組織の健康を長期に維持することができます（Nyman 1979）．残存歯が少なかったり，状態や配置がよくない場合には，欠損部位にインプラントを応用することによって，患者さん自身の歯を活かした歯周補綴が可能になります（弘岡2017）．

12 サポーティブセラピーの重要性

● 再発防止にはプラークコントロールとメインテナンスが重要です

歯周治療後の治癒　　　　プラークコントロール　→　歯周炎の再発
　　　　　　　　　　　　　不良（歯肉炎）

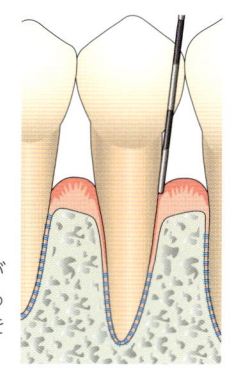
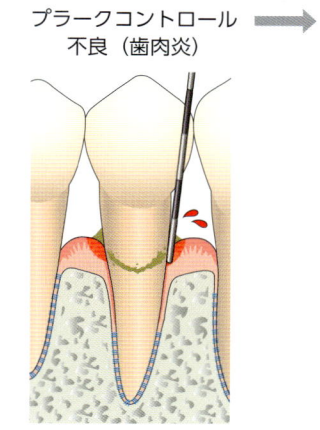
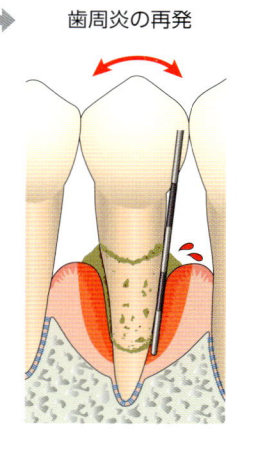

■ 歯周病の再発

歯周病の治療後は骨や歯ぐきが下がるため，歯周病が再発すると，さらに骨がなくなって歯を支えることが難しくなります

　歯周病の治療をすると，歯周ポケット内のプラークは大幅に減ります．しかし，その後のセルフケアが不十分だと，プラークが再び付いて，歯周病が再発してしまいます．歯周病の再発を防ぐために，歯ブラシや歯間ブラシを使用して毎日プラークをきちんと取り除きましょう．歯周病になったことのある方は，口の中が健康な方よりも歯周病のリスクが高い（歯周病になりやすい）ため，必ず歯科医院で定期的なメインテナンスを受けるようにしてください．

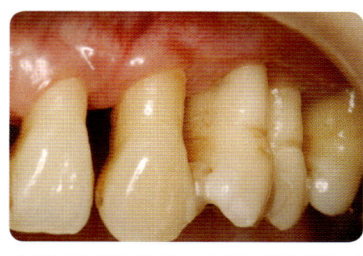
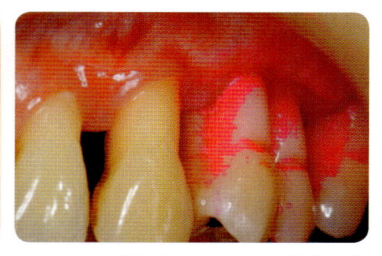

きれいな歯に見えますが，染め出しをすると磨き残しのあるところが赤く染まります

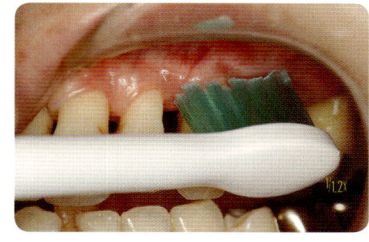
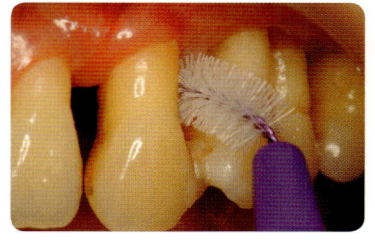
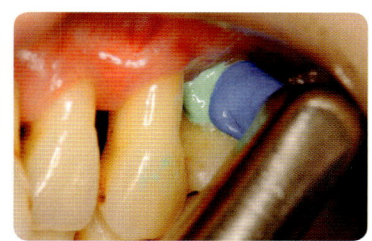

適切なセルフケアができるよう，歯ブラシや電動歯ブラシの使い方をチェックします

歯と歯の間は，歯間ブラシなどの補助用具を使う練習をします

歯科衛生士によるプロフェッショナルケア．歯根の表面にフッ素塗布を行って終了

■ 歯周治療後のメインテナンス

> **説明の目的は？** 歯周治療が成功しても，プラークが再付着すると歯周病が再発してしまうことを説明し，患者さんにセルフケアに努めてもらうと同時に，定期的なメインテナンス（サポーティブセラピー）に参加してもらいましょう．

患者さんに説明する前にここまで知っておこう！

■ 非外科処置を行っても，4〜8週間で細菌数は治療前のレベルに戻ってしまいます

重度歯周炎の患者さんにサポーティブセラピーが必要なことを教えてくれる研究があります．麻酔下で全顎的なSRPを行った後，サポーティブセラピーを行わなかった患者さんのグループでは，SRP直後に減少した口腔内の細菌数が，4〜8週間後にSRPの前とほぼ同じレベルにまで戻っていました（Magnusson 1984）．そこで再SRPの後，サポーティブセラピー〔プロフェッショナルトゥースクリーニング（PTC）と口腔衛生指導〕を行うと，歯周組織の状態は劇的に改善しました．

この結果から，非外科処置の治療効果を維持するためには，術後のサポーティブセラピーが必要であることがわかります．患者さんには，来院のたびに口腔衛生指導を通してプラークコントロールの大切さを認識してもらいましょう．

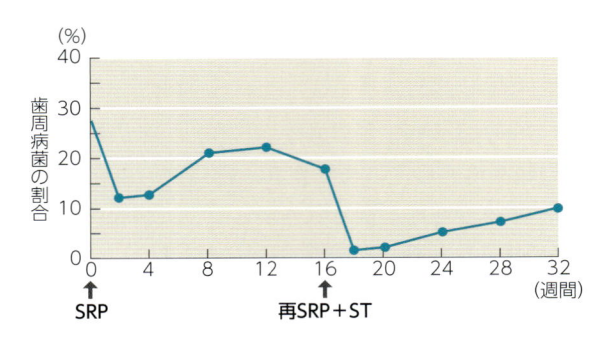

■ 重度歯周炎患者における SRP後の細菌叢の変化
（Magnusson 1984より）

全顎のSRP後にサポーティブセラピー（ST）を行わないと，4〜8週間で歯周ポケット内の歯周病菌の割合がSRP前とほぼ同じレベルにまで戻りました

■ 歯周外科処置の治療結果を維持するにも，サポーティブセラピーが重要です

イエテボリ大学歯周病科の研究で，歯周外科処置を受けた重度歯周炎患者を，2週間ごとにサポーティブセラピー（口腔衛生指導とPTC）を行うグループと，6カ月ごとにスケーリングのみを行うグループに分け，経過を比較しました．サポーティブセラピーを行ったグループでは歯周外科処置の効果が維持されたのに対し，スケーリングのみのグループでは24カ月後にプラークが元の状態に戻り，手術を行ったにもかかわらず2mm以上の付着の喪失が生じていました（Nyman 1975）．

非外科処置，歯周外科処置にかかわらず，術後のサポーティブセラピーが歯周治療の成功に必須であることがわかります．

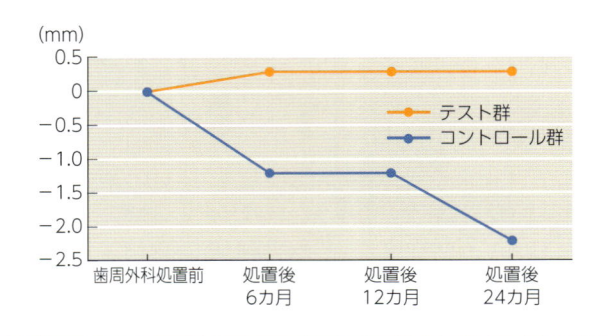

■ 歯周外科処置後の付着レベルの変化
（Nyman 1975より）

テスト群（サポーティブセラピー）では治療結果が維持されましたが，コントロール群（6カ月ごとのスケーリング）では付着の喪失が生じています

セルフケアの方法

● プラークの取り残しがないように，ご自分に合った補助用具を使いましょう

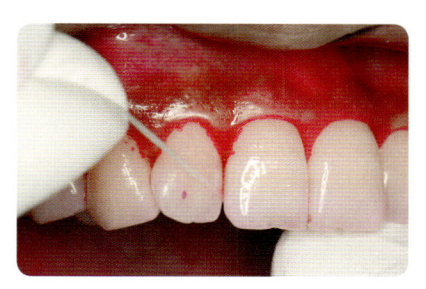

デンタルフロスによる歯と歯の間の清掃

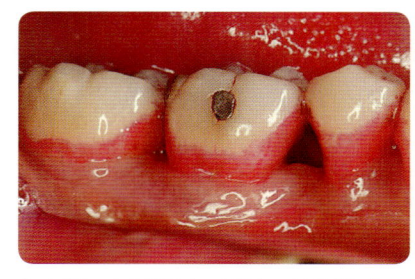

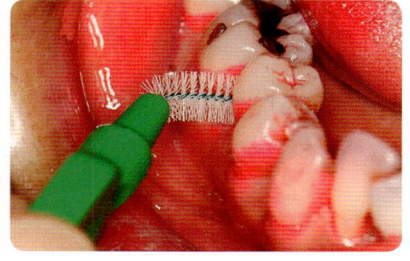

歯の間にすき間のある場合には歯間ブラシを使います．歯科医院で，すき間の大きさに合ったサイズを選んでもらいましょう

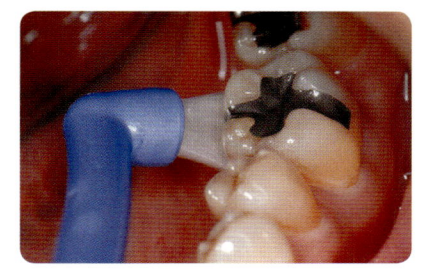

奥歯の内側やインプラントの周りなど，歯ブラシが届きにくい部分にはシングルタフテッドブラシを使います

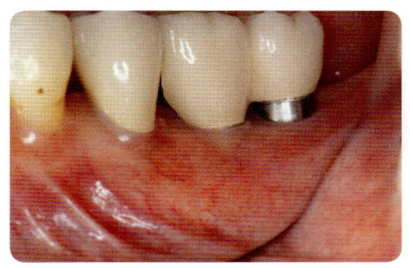

インプラントのアバットメントやスレッドが歯ぐきの上に出ている場合や，歯ぐきの硬い部分（角化層）が十分にない場合には，電動ブラシでの清掃が有効です

■ セルフケアの方法

　　適切なブラッシングを毎回行うことで，歯と歯ぐきの健康を維持することができます．しかし，手用歯ブラシだけでは完璧なプラークコントロールは難しいため，歯と歯の間や，歯周治療後に歯ぐきが下がった部分などは，デンタルフロス，歯間ブラシ，タフトブラシなどの補助用具を積極的に使っていきましょう．歯周病の治療後に歯根が露出してきた場合，歯根はむし歯になりやすいため，特に注意が必要です．歯並びに合った歯ブラシや歯間ブラシを使って清掃を行い，高濃度のフッ素入り歯みがき剤も利用しましょう．

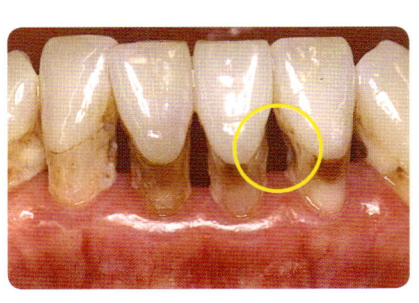

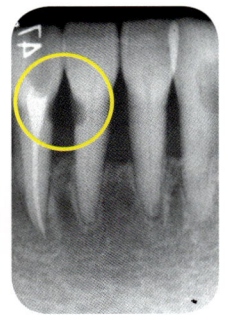

■ 歯周病の治療後にできやすい歯根のむし歯
治療後は歯ぐきが下がって露出した歯根の表面にむし歯ができやすくなるので，注意が必要です

> **説明の目的は？**
>
> 　歯周治療，齲蝕治療の成功の鍵となるのは，患者さんのセルフケアです．歯面に付着したバイオフィルムは機械的に除去する必要があるため，患者さん自身が行うプラークコントロールの重要性を知ってもらいましょう．歯列の状態によっては，歯ブラシのほかに補助用具が必要であることも伝えましょう．

患者さんに説明する前にここまで知っておこう！

■ セルフケアが不十分だと，SRP後4〜8週間で歯肉縁下の細菌叢が再構築されます

　歯肉縁下のSRPを行ってバイオフィルムを除去しても，歯肉縁上のプラークコントロールが不十分だと，約4〜8週間で歯肉縁下の細菌叢が再構築されてしまうことから（Magnusson 1984），歯周治療の成功には，患者さん自身の正しいプラークコントロールがとても重要です．

■ 手用歯ブラシと電動歯ブラシ，どちらを患者さんに薦めますか？

　電動歯ブラシと手用歯ブラシのプラーク除去効果を比較したレビュー論文によると，電動歯ブラシのほうが手用歯ブラシより使用後のプラーク指数が約21％低く，歯肉炎指数は11％低かったと報告されています（Yaacob 2014）．ただし，どちらの歯ブラシも，歯面からバイオフィルムを完全には除去できなかったという点に注意しなければなりません．障害のある方，介護を要する高齢者，歯ブラシが上手に使えない小児，矯正治療やインプラント治療を受けている方，歯肉退縮が著しい患者さんなどには電動歯ブラシが有効でしょう．

　磨き方は，バス法，チャーターズ法，ローリング法，スクラッビング法など，さまざまありますが，バイオフィルムの除去効果にほとんど差はありません．一般的には，歯周病やインプラント周囲病変の治療後はバス法の変法が用いられます．

■ 補助用具を効果的に使ってもらいましょう

　手用歯ブラシだけで歯肉縁上のバイオフィルムを完全に取り除くことは難しいため，患者さんの口腔内の状況に応じて適切な補助用具を選び，使用方法を指導しましょう．

　たとえば，歯間空隙があると，通常の歯ブラシでは隣接面のバイオフィルムを完全に除去することはできません．第11回ヨーロッパ歯周病学会（2014年）のワークショップで，隣接面バイオフィルムの除去には歯間ブラシの使用が最も効果的であると結論づけられています（Sälzer 2015）．また，齲蝕予防の観点から，歯と歯のコンタクト部分のバイオフィルム除去にはフロスの使用が有効です．洗口剤のみではバイオフィルムは除去できません．バイオフィルムが再付着するのを抑制する効果を期待して，機械的清掃後に使用するとよいでしょう．

■ インプラントへのフッ素入り歯磨剤の使用

　チタンがフッ素によって腐食されるとの懸念があるかもしれませんが，通常，インプラント体は粘膜縁上に露出していないので，歯磨剤がチタン表面に付着する心配は少ないと考えられます．また，天然歯とインプラントが口腔内に混在している場合には，残存歯の齲蝕予防のために高濃度のフッ素入り歯磨剤を用いたほうがよいでしょう．特に，歯周治療後の患者さんは歯根面が露出していることが多いので，根面齲蝕の予防に高濃度のフッ素入り歯磨剤が有効です．

14 欠損部位に対する補綴治療の選択

● 歯がなくなったところを補う治療法の比較

　歯周病やむし歯で歯をなくすと，食事がしづらくなったり見た目が悪くなったりすることがあります．そのような時，歯がなくなったところを入れ歯，ブリッジ，インプラントなどで補います．それぞれメリットとデメリットがありますので，歯科医師とよく相談して決めましょう．

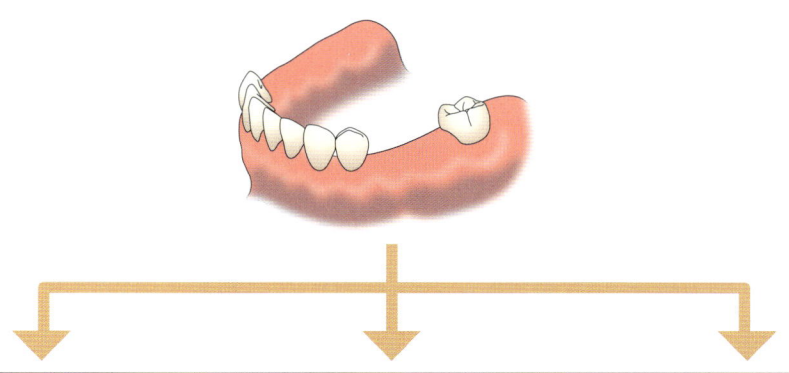

入れ歯	ブリッジ	インプラント
メリット • 歯をあまり削らない • 治療期間が比較的短い **デメリット** • 取り外しが必要 • ワイヤー式だと見た目が良くない • ワイヤーのかかる歯がダメージを受けやすい • 歯ぐきに力がかかるので，かたいものが噛みづらい	**メリット** • 取り外す必要がない • 治療期間が比較的短い • 自分の歯があった時と同じように噛める **デメリット** • 歯を削る必要がある • ブリッジを支える歯がないとできない	**メリット** • 自分の歯のような感覚で噛める • 他の歯を削る必要がない **デメリット** • 手術が必要 • 通常は保険適用にならない • メインテナンスが大変

■ **歯がなくなったところを補うための治療法の比較**〔図はNobelpharmaカタログ（1994）より作成〕 付録07

インプラント

説明の
目的は？　　歯を失った場合，審美性や機能の回復のために，さまざまな補綴装置が用いられます．それぞれのメリットとデメリットを患者さんに理解していただき，治療法の選択に役立ててもらいましょう．

患者さんに説明する前にここまで知っておこう！

■ 天然歯支台ブリッジとインプラント支台ブリッジの10年生存率

　部分欠損歯列に対する治療の選択肢としては，パーシャルデンチャー，天然歯支台のブリッジ，インプラントなどがあります．また，**症例によっては補綴装置を入れないことも選択肢の一つに**なります．ここでは，固定性補綴のブリッジとインプラントについて，長期生存率を比較してみましょう．

　スイスのベルン大学のグループが，天然歯支台のブリッジとインプラント支台のブリッジの長期生存率について，一連のシステマティックレビューを行っています．論文により条件が異なるため単純に比較することはできませんが，各種ブリッジの10年生存率（補綴装置が10年後も口腔内に存在している割合）は，天然歯支台のブリッジで89.2%，インプラント支台のブリッジで86.7%と報告されています（Pjetursson 2007）．

　生存率だけをみるとあまり差がありませんが，成功率として解析すると，インプラント支台のブリッジを装着した患者の38.7%は，5年以内に合併症が起こりました（天然歯支台のブリッジでは15.7%）．インプラント支台ブリッジでは上部構造の破折，スクリューやアバットメントの緩みなど機械的な合併症が，天然歯支台ブリッジでは齲蝕や歯髄の失活など生物学的合併症が多く認められています．

　どの補綴様式を選択する場合にも，術後にこれらの問題が起こりうることから，補綴装置装着後は定期的なサポーティブセラピーを行って問題を早期に発見し，対応する必要があります．

■ 各種ブリッジの10年生存率 (Pjetursson 2007 より改変)

	補綴装置の数	平均観察年数	計算上の10年生存率
天然歯支台ブリッジ	1,218	11.9	89.2%
インプラント支台ブリッジ	219	10	86.7%

インプラント治療について

● インプラントの特徴や治療の流れを知っておきましょう

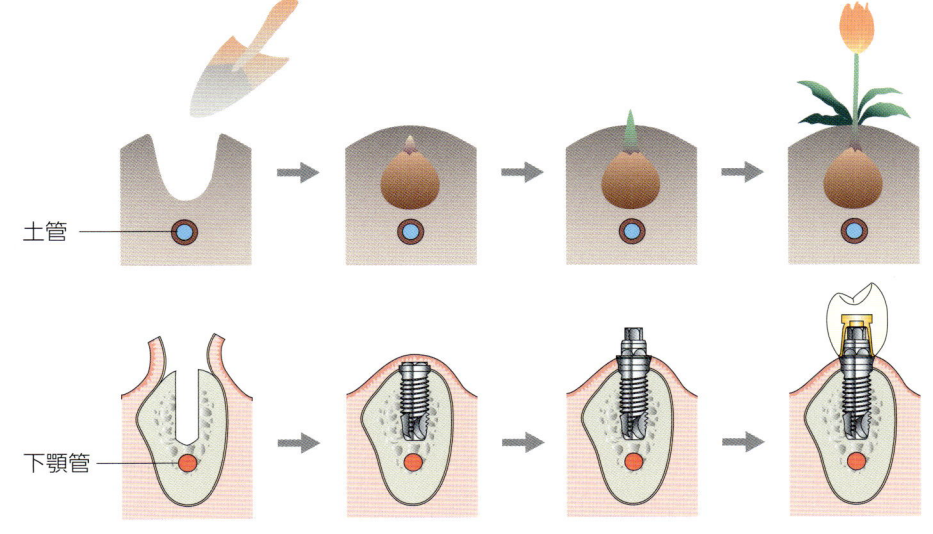

■ インプラント治療の流れ 付録08

チューリップの育て方（秋に球根を植えて翌春に花が咲く）に例えるとわかりやすいです

| 土管 | | | |

| 下顎管 | | | |

麻酔をして歯ぐきを切開し，あごの骨に穴をあけます

インプラントを入れます．2回法の場合は，この状態で治癒を待ちます

3〜6カ月後，歯ぐきを切開してインプラントの上に人工の歯を付けるための部品を装着します

人工の歯（上部構造）を付けて完成です

　インプラントはチタンなど体になじみやすい人工材料で作られていて，ネジのような形をしています．治療は，まず歯のないあごの骨に手術でインプラントを埋め込み，一般的にはインプラントがあごの骨にしっかりと結合するまで待ちます（上あご：約6カ月，下あご：約3カ月）．その後，インプラントの上に人工の歯を付けて，治療終了となります（患者さんの状態によっては，手術当日に歯を入れられる場合もあります）．インプラントはあごの骨に結合しているので，治療後はご自分の歯と同じように噛めるようになります．

　奥歯の位置にインプラントを入れる場合，下あごでは神経と血管が豊富な下顎管，上あごでは上顎洞（鼻腔）を傷つけないよう注意が必要になります．

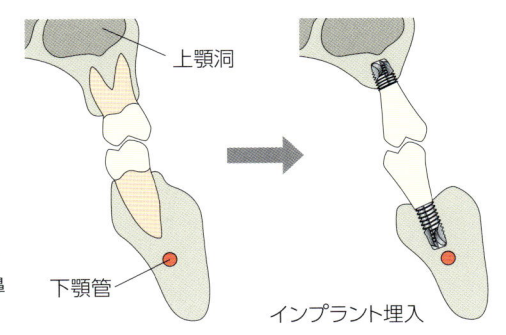

上顎洞

下顎管

インプラント埋入

■ インプラント治療で注意が必要な部位

奥のインプラント手術の時は，下顎管と上顎洞（鼻腔）を傷つけないよう注意が必要になります

インプラント

> **説明の目的は？** 患者さんにインプラント治療の流れを知っていただきましょう．また，歯周病による骨の喪失が認められる患者さんに対しては，埋入手術時に起こりうる偶発症についても伝えましょう．

患者さんに説明する前にここまで知っておこう！

■ インプラントは信頼性の高い治療法です

　現在，主流となっているチタン製インプラントは，スウェーデンの整形外科医であったブローネマルク（Brånemark）博士が，1952年にチタンスクリューピンを利用した動物実験中，偶然にもチタンと骨が結合するオッセオインテグレーションを発見したことから研究が開始され，臨床応用されるようになりました．

　当初，ブローネマルククリニックではインプラントを無歯顎患者に応用しており，インプラントの生存率は5年間で上顎92%，下顎99%と非常に高いものでした（Adell 1990）．その後は部分欠損患者にも応用が進み，5年生存率は上顎94.4%，下顎94.1%と報告されました（Lekholm 1994）．また最近になって，ブローネマルククリニックにおけるインプラントの長期生存率が報告され，無歯顎では25年で83.8%，部分欠損では25年で90.3%と，高い生存率が示されています（Jemt 2018, Jemt 2019）．

　このようなインプラント治療のエビデンスが蓄積されるにつれ，世界中でインプラントが日常臨床に取り入れられるようになりました．

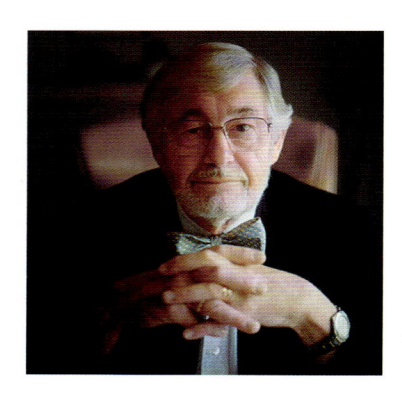

■ 現代デンタルインプラントの父
Per-Ingvar Brånemark 博士（1929-2014）
©Nobel Biocare
（Nobel Biocare Japan Corporate guide）

■ インプラント治療においてもプラークコントロールは重要です

　インプラント治療が必要となるような歯の欠損の原因は，主に齲蝕と歯周病で，どちらの疾患もバイオフィルムが深く関わっています．先に述べた高いインプラント生存率は，良好なプラークコントロールによって達成されたと考えられます．

　最近では，インプラント周囲病変の問題も取りざたされるようになってきており（➡41ページ），**残存歯とインプラントを健康に維持するためにプラークコントロールが重要**であることをあらためて認識する必要があるでしょう．

16 インプラント周囲組織と歯周組織の違い

● インプラントと歯では，周囲の組織に違いが見られます

歯　　　インプラント

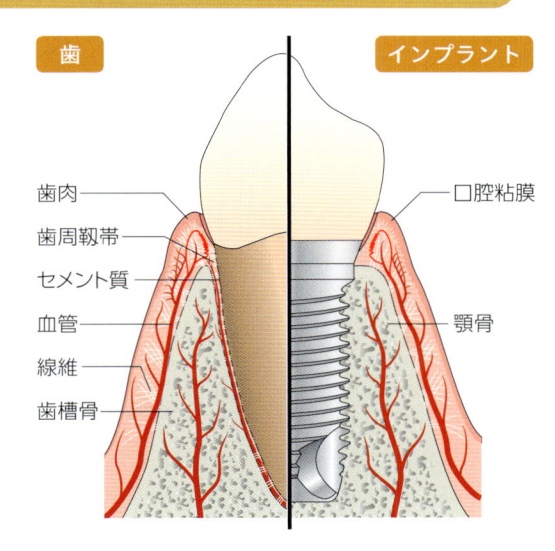

歯肉
歯周靱帯
セメント質
血管
線維
歯槽骨

口腔粘膜
顎骨

■ インプラント周囲組織と歯周組織

　インプラント治療では，チタンで作られたネジを手術であごの骨に埋め込みます．インプラントを入れると自分の歯のようにものを食べることができますが，インプラントと歯ではさまざまな点で違いがあります．

　大きく違うのは，インプラントは骨と直接に結合しているので，歯と比べて周囲の組織に血管が少ないという点です．血液の中には白血球など免疫に関わる細胞が含まれているので，プラークが付着した場合，インプラントは歯よりも免疫防御反応が弱いと考えられます．

　手術を行う際，歯が元あった位置にインプラントを埋入できない場合もありますので，手術後はインプラントが埋入された位置をきちんと確認したうえでブラッシングを行い，健康な状態を維持しましょう（➡58ページ）．

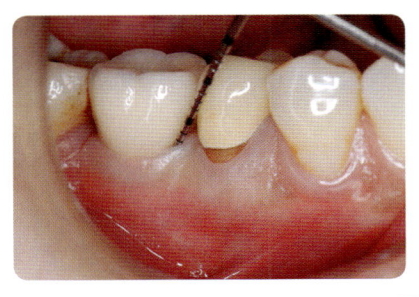
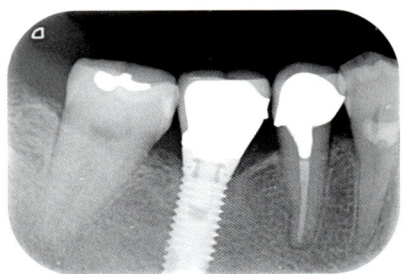
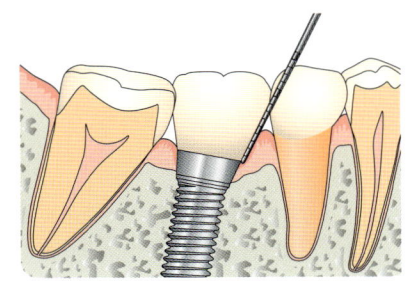

■ **健康なインプラント周囲組織** 付録09
プラークの付着や出血はなく，レントゲン上で骨の喪失もみられません

> **説明の目的は？** インプラントがどのように植立されているか，インプラント周囲組織と歯周組織がどのように違うのか，患者さんに理解してもらいましょう．

患者さんに説明する前にここまで知っておこう！

■ インプラントはプロービングに対する抵抗性が低い

イエテボリ大学歯周病科では，一連の動物実験でインプラント周囲組織の組織学的特徴を報告してきました．

まず，インプラント周囲組織が歯周組織と大きく異なる点は，インプラントは直接，骨に結合（オッセオインテグレーション）していて，歯周靭帯が存在しないことです．

さらに，歯周組織では歯周靭帯に分布する線維層がさまざまな方向に走行しているのに対し，インプラント周囲粘膜に存在するコラーゲン線維はインプラントと平行に走行しているだけです（Berglundh 1991）．このような線維の走行の違いから，インプラント周囲組織はプロービングに対する抵抗性が低いと考えられます．

■ インプラントはバイオフィルムに対する防御力が弱い

また，歯周組織には歯槽骨表面や歯周靭帯内に豊富な血管網がありますが，インプラント周囲組織には骨の表面に沿って走行する大きな血管網のみが分布していて，歯周組織に比べ血液供給が少ないといわれています（Berglundh 1994）．そのため，白血球やマクロファージなど免疫に関わる細胞が少なく，バイオフィルムに対する免疫防御反応は天然歯より低いと考えられます．

このような天然歯とインプラントの周囲組織の違いをふまえて臨床にあたる必要があります．

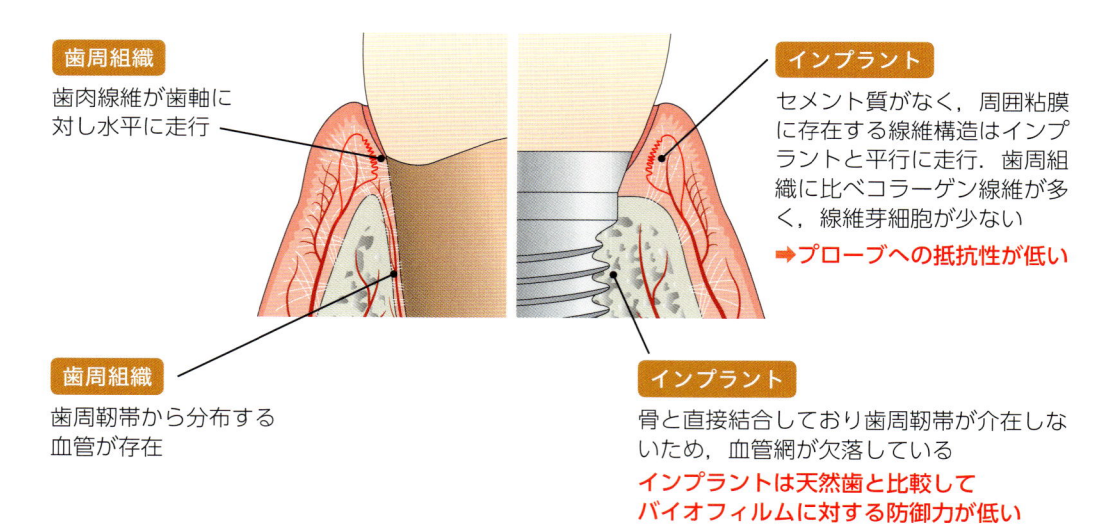

歯周組織
歯肉線維が歯軸に対し水平に走行

歯周組織
歯周靭帯から分布する血管が存在

インプラント
セメント質がなく，周囲粘膜に存在する線維構造はインプラントと平行に走行．歯周組織に比べコラーゲン線維が多く，線維芽細胞が少ない
➡**プローブへの抵抗性が低い**

インプラント
骨と直接結合しており歯周靭帯が介在しないため，血管網が欠落している
インプラントは天然歯と比較してバイオフィルムに対する防御力が低い

■ 健康なインプラント周囲組織と歯周組織の比較 （加藤 2019より）

インプラント周囲病変について

● **インプラントにも歯周病と同じような病気が起こることを知っていますか？**

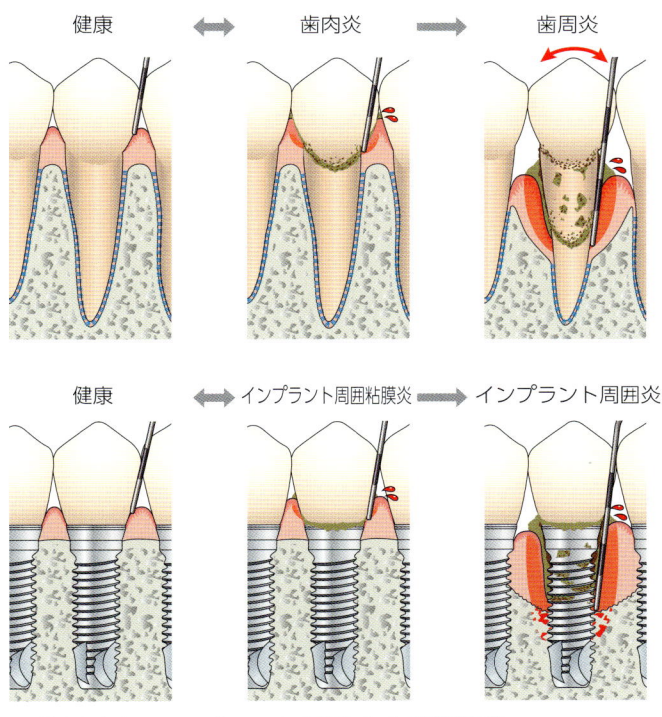

■ **歯周病とインプラント周囲病変** 付録05

　インプラントは金属なので，プラークコントロールは必要ないと思っていないでしょうか？　インプラントはむし歯にはなりませんが，歯周病と同じく，インプラントの表面にプラークが付くと，インプラントの周りの組織に炎症が起こり，インプラントを維持している骨がなくなっていくことがあります．そのような病気を**インプラント周囲病変**といい，炎症がインプラント周囲の粘膜でとどまっている状態を**インプラント周囲粘膜炎**，骨までなくなると**インプラント周囲炎**と呼びます．

● **インプラント周囲病変は何より予防が大切です**

　インプラント周囲病変にかかると，歯周病と同じようにインプラントの周りが赤く腫れたり，膿が出てきたりします．ただし，インプラントは骨に結合していて歯のようにぐらぐらしないので，インプラント周囲病変は歯周病よりも気づきにくい病気です．

　インプラント周囲炎で骨が失われた場合，完全に治せる治療法は今のところ見つかっていません．骨をたくさん失うと，インプラントを取り除くことになってしまいます．そのため，病気にならないための予防が何より大切です．

説明の目的は？

　インプラントが埋入された患者さんには必ず，インプラント周囲病変という病気があることを説明しておく必要があります．疾病の予防にはプラークコントロールが重要であることを伝え，セルフケアと定期的な来院を促しましょう．

患者さんに説明する前にここまで知っておこう！

■ インプラント周囲病変もバイオフィルムが原因で起こります

　プラークと歯肉炎の因果関係を明らかにした1960年代のLöeらの研究（➡22ページ）と同様の方法で，バイオフィルムからインプラント周囲粘膜炎が起こることが明らかにされています（Pontoriero 1994）．中等度〜重度歯周炎の治療が終わった患者さん達にインプラントを埋入し，口腔清掃を3週間中止してプラークを堆積させたところ，インプラント周囲粘膜炎が生じました．インプラント周囲病変も歯周病と同様，バイオフィルムの堆積により炎症が起こり，それゆえインプラント周囲粘膜の健康には口腔清掃が重要であることがわかります．

　インプラント治療を受けた患者さんには，インプラント周囲病変は歯周病と同様にバイオフィルムが原因で生じ，歯周病以上に患者さん本人が気づきにくい疾患であること，進行すると治療が困難であるため予防が重要であることを伝えましょう．

■ インプラント周囲病変の患者さんと歯周病の患者さんが訴える症状のちがい

	歯周病	インプラント周囲病変
歯ぐきが赤く腫れた	○	○
血や膿が出る	○	○
口の臭いが気になる	○	○
歯が長くなったように見える（歯肉退縮）	○	△
歯がグラグラする（動揺）	○	×
歯が動いてきた（歯牙移動）	○	×
前歯にすき間ができてきた	○	×
食べ物がはさまりやすい	○	×
食べ物が噛みにくい（咀嚼障害）	○	×

18 インプラント周囲病変の有病率

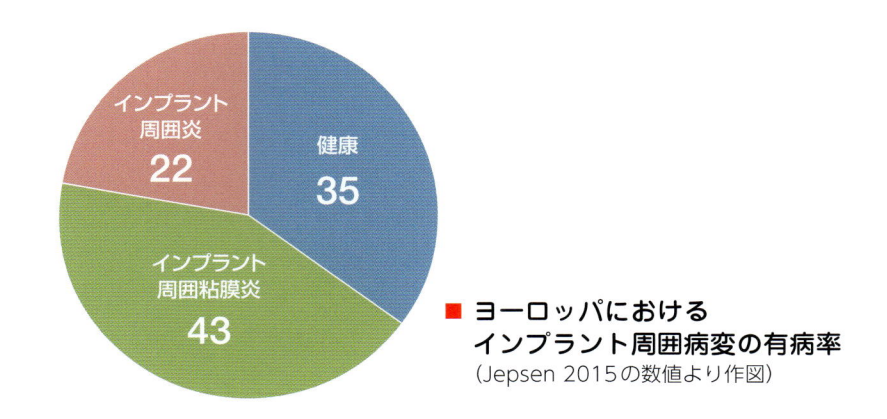

■ ヨーロッパにおける
インプラント周囲病変の有病率
(Jepsen 2015の数値より作図)

　インプラント周囲病変に関して，ヨーロッパではインプラント治療を受けた患者さんの43%がインプラント周囲粘膜炎に，22%がインプラント周囲炎にかかっているというデータが発表されています（Jepsen 2015）．日本の患者数は正確にわかっていませんが，インプラント治療を受ける人が多くなれば，ますますインプラント周囲病変の患者さんも増えると予想されます．

　インプラント周囲病変は歯周病と同じようにプラークから起こるので，歯周病で歯を失ってインプラント治療をされた方は，より予防に努める必要があります．

> **説明の目的は？** 最近，インプラント周囲病変に罹る人が増えてきていることを患者さんに知ってもらい，予防行動の強化につなげましょう．

患者さんに説明する前にここまで知っておこう！

■ ヨーロッパでは，インプラント周囲病変の高い有病率が報告されています

インプラントは一般的に生存率の高い治療法ですが，長期に機能しているインプラントにインプラント周囲病変がみられることがあります．

ヨーロッパ歯周病学会のワークショップ（2014年）では，インプラント周囲粘膜炎の有病率が43%，インプラント周囲炎が22%と報告されています（Jepsen 2015）．これは大学病院や専門病院など特殊な機関での調査結果で，一般の歯科医院は含まれていません．

またスウェーデンでは，社会保険庁の資料を基にして，一般歯科医院と専門病院におけるインプラント周囲病変の有病率が調べられています．2003年にインプラント治療を受けた患者さんから4,716人を無作為に選び，9年後の無料健診に応じた427人，1,578本のインプラントを解析しました．BOP(+)で骨喪失量が2mm以上の場合をインプラント周囲炎と定義した場合に，インプラント周囲粘膜炎は62.5%，インプラント周囲炎は14.5%の患者さんに認められました（Derks 2016）．

残念ながら日本では，インプラント周囲病変の有病率の報告はありませんが，おそらくヨーロッパの報告に近い数字と思われます．

インプラント周囲病変は新しい疾患で，これまでは病気の定義があいまいだったため，調査によって有病率が大きく異なります．研究論文から数値を参照する際には，その点に注意しましょう．

インプラント周囲病変の検査

● インプラント治療後も，定期的な検査が必要です

　インプラント治療は，人工の歯が入って噛めるようになったら終わり，ではありません．インプラント自体が折れたり，人工の歯が壊れたりすることもありますし，ネジ式のインプラントではネジの破折やゆるみも起こります．また歯周病と同様，インプラント周囲病変も痛みのないまま進行するので，歯科医院で定期的にチェックしてもらう必要があります．

　インプラントは，骨に結合した後はほとんど動かないため，腫れや膿がひどくなって歯科医院を受診する時には，インプラント周囲病変がかなり進行している可能性が高いです．ご自身では問題ないと思っていても，定期的に歯科医院で検査を受けてください．

● インプラント周囲病変の検査は，歯周病の検査と同じです

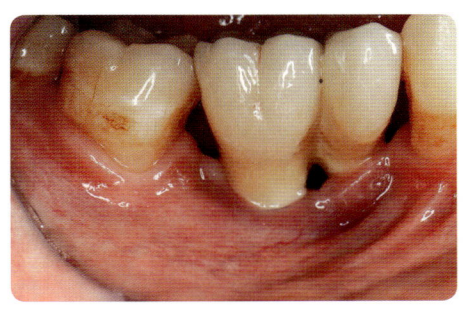
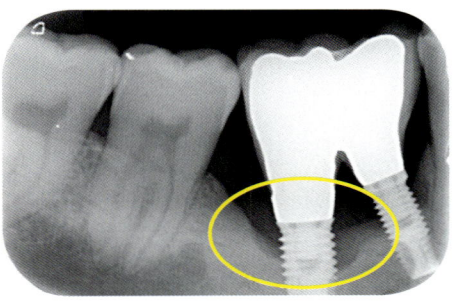
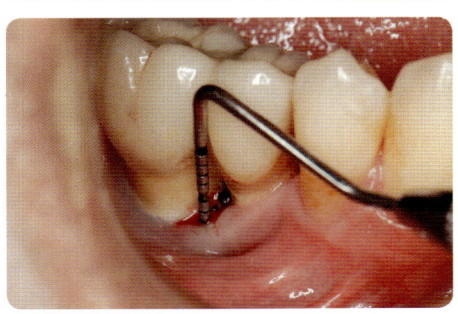
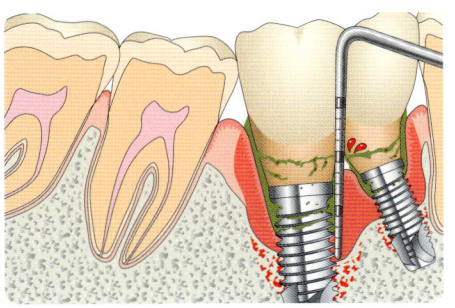

■ インプラント周囲病変の検査
インプラント周囲炎になると，プロービング検査で深いポケットが認められます．レントゲン検査では，インプラントの周りの骨がなくなっていることがわかります

　インプラント周囲病変の検査は，歯周病の検査と同じように行います．インプラント周囲のポケットにプローブという細い針のような器具をそっと入れて，深さを測ったり出血がないか調べたりします．時には，インプラント周囲の骨の状態を確認するためにレントゲン撮影も行います．

検査

イ周囲病変

説明の目的は？ 何のためにインプラント周囲組織の検査が必要か，患者さんに理解してもらい，健康状態を確認するため，定期的に検査を受けてもらいましょう．

患者さんに説明する前にここまで知っておこう！

■ インプラント周囲病変もバイオフィルムによる炎症性疾患です

インプラント周囲病変は歯周病と同様，バイオフィルムによって引き起こされる炎症性疾患ですから，歯周病と同じ検査方法を用います．バイオフィルムにより生じた粘膜の発赤や腫脹は，インプラント周囲病変による炎症を示す指標となります．

■ 最も重要な検査はプロービングです

プロービング検査でポケット深さやBOP（ポケット底からの出血）を調べることにより，症状を客観的に評価することができます．ただし，天然歯に行うプロービングとは異なる点もあるので，注意が必要です．

インプラント周囲組織は歯周組織に比べ，プロービング圧の影響を受けやすいことから（Mombelli 1997），インプラント周囲組織を破壊せずに正確なプロービング検査を行うには，0.2〜0.25Nの軽い圧を用います（Etter 2002）．検査の規格性を高めるためには，同じ種類のプローブを用い，定期的に検査を行います．プローブはステンレス製のものでかまいません（Serino 2015）が，上部構造の形態によって計測が難しい場合は，プラスチックプローブを使ってもよいでしょう．

上部構造が張り出していてプロービングがしづらい形態になっている場合には，時々上部構造を外して正確にプロービングをすることも必要です．プロービング検査が正確に行われないと，インプラント周囲炎をインプラント周囲粘膜炎と誤って評価しかねません．

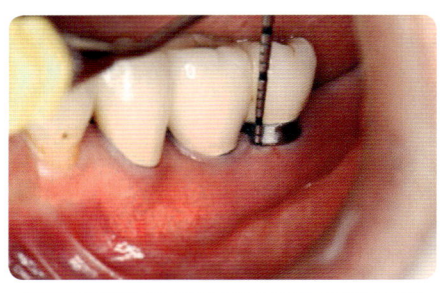
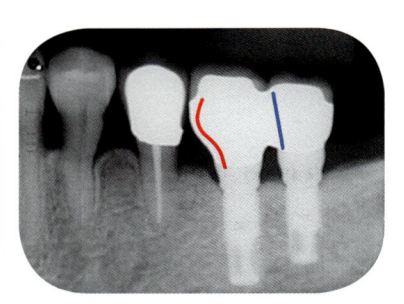
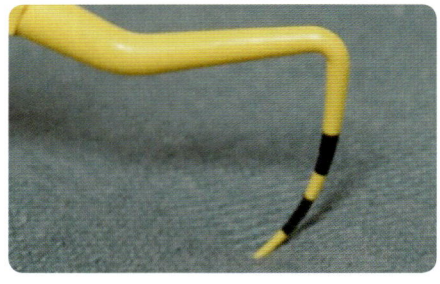
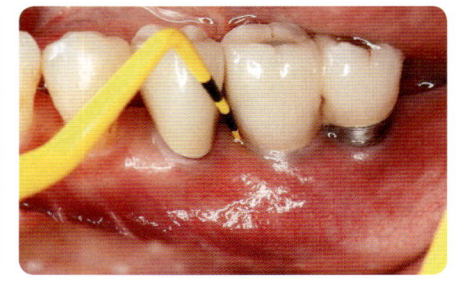

■ インプラント周囲のプロービング

基本的には天然歯と同様にメタルプローブを使用しますが，上部構造のカーブがきつく，まっすぐにプローブが挿入できない部位には，曲がるプラスチックプローブを使うこともあります

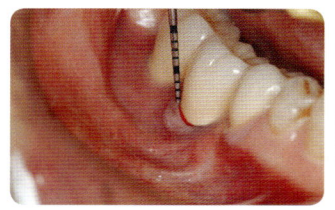
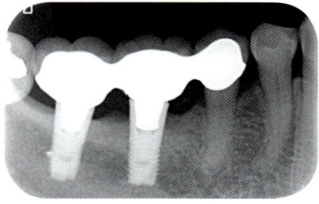
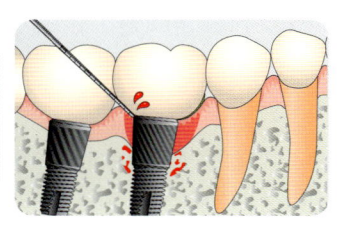
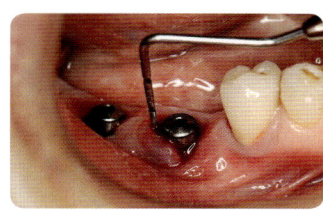
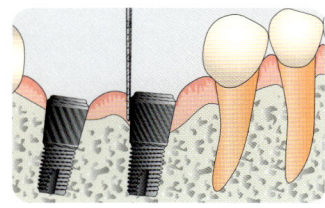

■ 上部構造がオーバーカントゥア な場合のプロービング

上部構造がオーバーカントゥア（頬舌面の膨隆が過剰な状態）だと，正確なプロービングが行えません（上）．上部構造とアバットメントを外して，正確に測定を行います（下）

■ プロービングポケットデプスが6mm以上になったらX線検査を

　インプラント周囲粘膜炎とインプラント周囲炎の違いは，X線上での骨の喪失の有無です．プロービング検査で6mm以上の深いプロービングポケットデプス（PPD）とBOPが認められたインプラントにおいては，高い頻度で辺縁骨の喪失がみられることから（Fransson 2008），6mm以上のPPDが計測された時点で，インプラント周囲炎に進行しているかどうかを判定するためX線検査を行うことが推奨されています．

■ プロービングもX線検査も，基準の設定に注意

　プロービング検査においてもX線検査においても，インプラントの場合には注意しなければならないことがあります．それは，天然歯のセメント-エナメル境（CEJ）のような明確な生物学的基準点が，インプラントにはないことです．

　インプラント体の形状や埋入深度，埋入位置によって検査結果が左右される可能性があるため，計測された数値そのものよりも，前回の検査からの変化に注意しましょう．上部構造装着時のプロービングとX線写真をベースラインとして記録し，リコール時の検査結果と比較するのが，健康状態の把握に有効です．

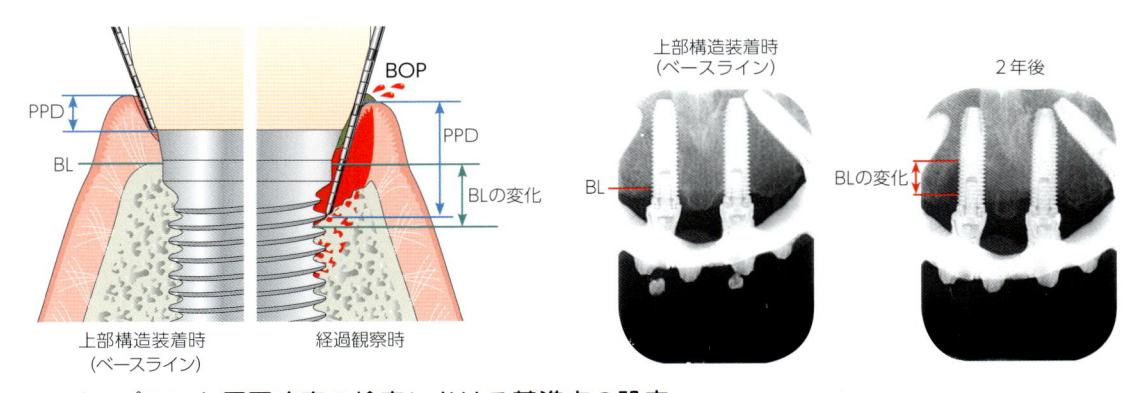

■ インプラント周囲病変の検査における基準点の設定 （弘岡 2018より）

インプラントには明確な基準点がないため，プロービング検査やX線検査の際はベースライン時からの変化で評価を行います．PPD：プロービングポケットデプス，BL：骨レベル

■ インプラント周囲病変の定義を知っておきましょう

健康なインプラント周囲組織

- 臨床的に炎症の徴候（発赤，腫脹）がない
- 適切なプロービングで出血（BOP）や排膿が認められない
- 前回の検査時よりPPDが深くなっていない
- X線写真上で上部構造装着後（初期の骨のリモデリング後）に骨の喪失が認められない

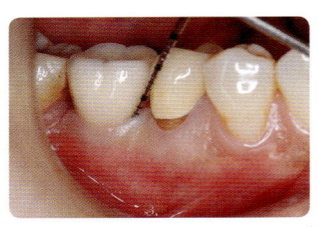 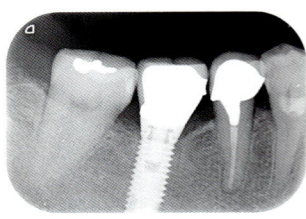 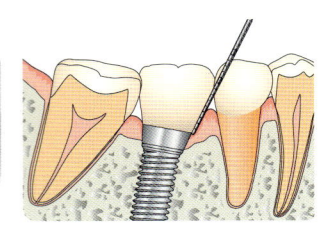

インプラント周囲粘膜炎

- 前回の検査時よりPPDが深くなっている／いないにかかわらず，適切なプロービングで出血や排膿が認められる
- X線写真上で上部構造装着後（初期の骨のリモデリング後）と比べて骨の喪失が認められない

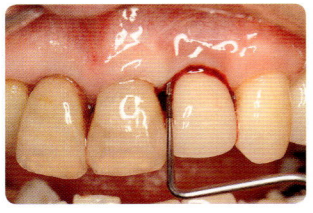 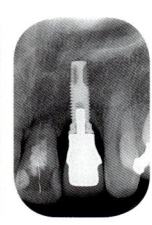 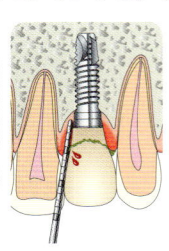

インプラント周囲炎

- 適切なプロービングで出血や排膿が認められる
- 上部構造装着後（初期の骨のリモデリング後）にPPDが6mm以上ある
- インプラント周囲の骨の喪失が3mm以上ある（X線写真上で皿状の骨欠損が認められる）

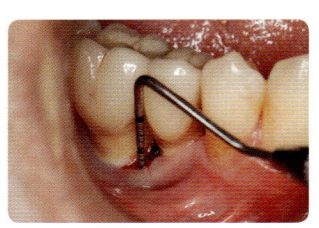 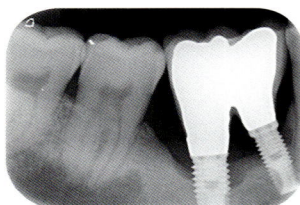 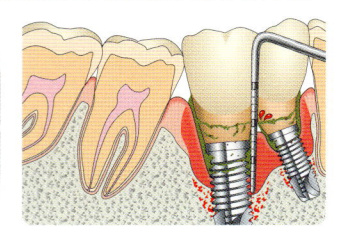

インプラント周囲炎（転院などで前回の診査の記録がない場合）

- 適切なプロービングで出血や排膿が認められる
- PPDが6mm以上
- インプラント周囲骨頂で骨の喪失が3mm以上

■ インプラント周囲病変の定義と診断方法
（Berglundh 2018，Renvert 2018，Hirooka 2018より作成）

20 インプラント周囲粘膜炎の治療

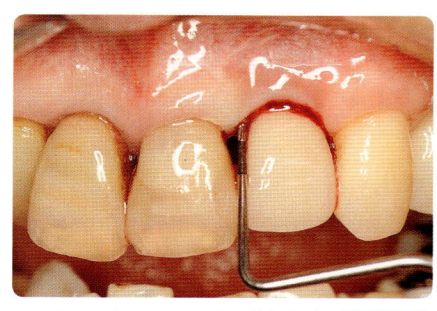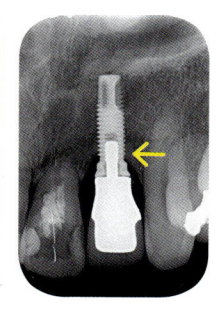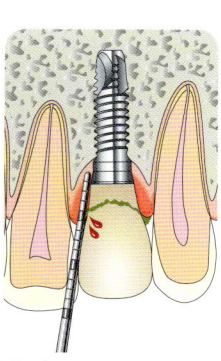

■ インプラント周囲粘膜炎 付録10

55歳の女性患者さん．プラークが付着し，インプラントの周囲から出血があります．レントゲン検査で骨の喪失はみられません

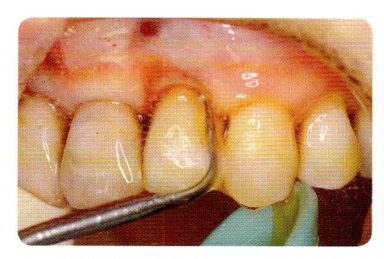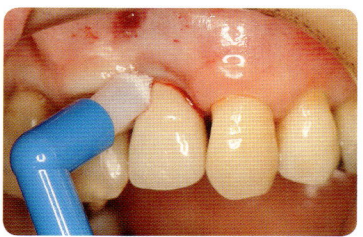

上の写真と同じ患者さん．インプラント周囲粘膜炎と診断され，非外科処置と口腔衛生指導を受けました

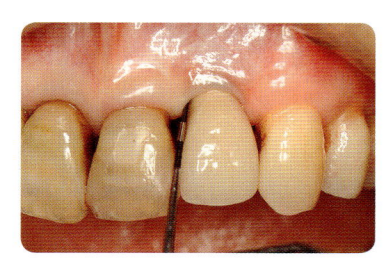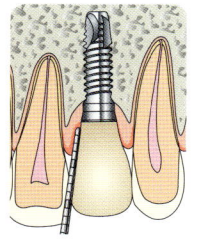

■ インプラント周囲粘膜炎の治療（非外科処置）

3カ月後．ポケットは浅くなり，出血もなくなりました

　インプラント周囲粘膜炎は，歯肉炎と同じように，プラークがインプラントの表面に付き，インプラントの周りの組織（粘膜）に炎症が起こる病気です．プラークを落とせば健康を回復できるので，患者さんご自身が適切なブラッシングを欠かさず行うことが大切です．歯科医院では，歯肉炎の治療と同じように，器具を使ってインプラント表面のクリーニングを行ったり，麻酔をして粘膜の下についたプラークを取り除きます（非外科処置）．

　インプラント周囲炎（骨がなくなる状態）にまで進んでしまうと，今のところ完全に治せる治療法はありません．インプラント治療を受けたら，しっかりプラークコントロールを行ってインプラント周囲炎にならないよう予防することが大切です．

治療

イ周囲病変

> **説明の目的は？**　インプラント周囲粘膜炎は，歯肉炎と同様にプラーク（バイオフィルム）を除去すれば治ること，また予防が大切なことを知ってもらいましょう．

患者さんに説明する前にここまで知っておこう！

■ インプラント周囲粘膜の炎症は縁上のプラークコントロールで消退． ただし，歯肉炎の治療に比べ時間がかかります

　歯肉炎とバイオフィルムの因果関係を示した文献（➡22ページ）と同様の手法で，バイオフィルムによるインプラント周囲組織の変化を観察した研究があります（Salvi 2012）．被検者はブラッシングを3週間中断してインプラントと天然歯の周囲にプラークを堆積させたところ，どちらの周囲組織にも炎症が生じました．ブラッシングを再開すると炎症は消退していきましたが，インプラント周囲組織では3週間の観察期間中に完全な炎症の消退はみられませんでした．

　インプラント周囲粘膜炎はブラッシングで消退するものの，天然歯より治癒に時間がかかるため，ブラッシングに加えて非外科処置が必要と考えられます．治癒が遅いのは，天然歯とインプラントの周囲組織の構造のちがい（➡40ページ）が炎症に対する防御反応に影響しているためかもしれません．

■ 非外科処置はインプラント周囲粘膜炎に一定の効果があります

　インプラント周囲粘膜炎に対し，非外科処置と口腔衛生指導を行った研究では，術後1カ月で76％のインプラントにBOPの減少がみられ，3カ月後には38％でBOPが消失していたと報告されています（Heitz-Mayfield 2011）．非外科処置でもインプラント周囲粘膜炎に一定の効果は認められますが，完全に炎症を消退させることは困難といえます．

　また，**インプラント周囲粘膜炎と早期のインプラント周囲炎は鑑別診断が難しいため**，非外科処置を行っても十分な治療結果が得られない場合には外科処置が必要になることを，患者さんにあらかじめ伝えたほうがよいでしょう．

■ 清掃しづらい形態の上部構造は，初期治療時に形態修正する必要があります

　インプラント周囲病変の予防や治療にはプラークコントロールが不可欠ですが，上部構造がオーバーカントゥアだと，口腔清掃を適切に行えない場合があります．筆者（Serino）の調査では，清掃しづらい形態の上部構造が装着されたインプラントの65％にインプラント周囲炎が認められました（Serino 2009）．プラークコントロールが行えるよう，清掃しづらい上部構造は初期治療時に形態を修正しておく必要があります．

インプラント周囲炎の治療

21

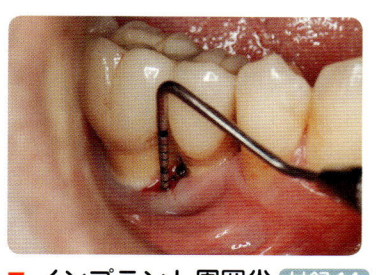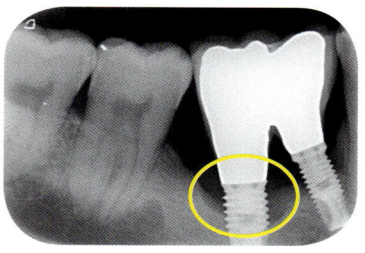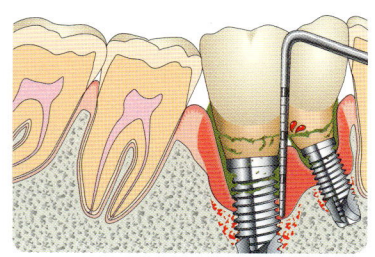

● インプラント周囲炎の治療では，外科処置が必要になる場合が多いです

■ **インプラント周囲炎** 付録11

45歳の男性患者さん．プラークが付着し，インプラント周囲からの出血や排膿がみられます．ポケットは深く，レントゲン検査で骨の喪失がみられます

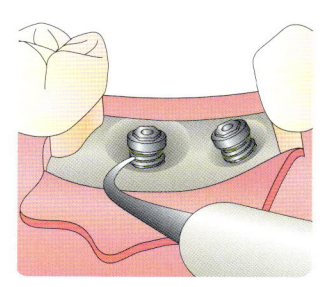

上の写真の患者さんはインプラント周囲炎と診断されたため，外科処置を受けました．麻酔をして歯ぐきを切開し，インプラント表面を超音波の器具できれいにしました

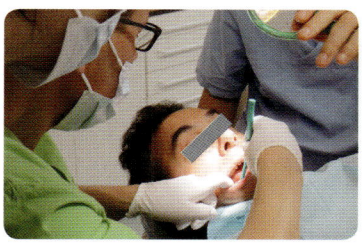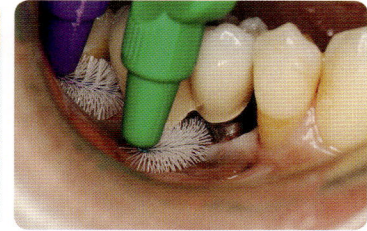

外科処置後は，病気が再発しないよう定期的にメインテナンスを受けることが大切です．メインテナンスではセルフケアの方法を毎回チェックします

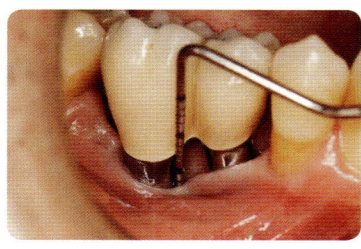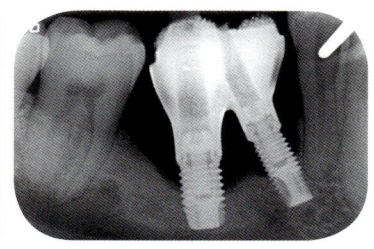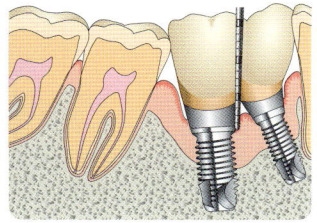

治療から2年後．出血と深いポケットはなくなり，状態は安定しています

■ **インプラント周囲炎の治療（外科処置）**

　インプラント周囲炎の治療では，歯周炎の治療と同じように，非外科処置や外科処置でインプラント周囲のプラークを取り除きます．プラークがインプラントのネジ山に付くと取り除くのが非常に難しいため，外科処置を行ってもプラークを取り切れず，治癒しない場合があります．そのため，インプラント治療を受けたらインプラント周囲炎にならないよう予防に努めることが大切です．

治療

イ周囲病変

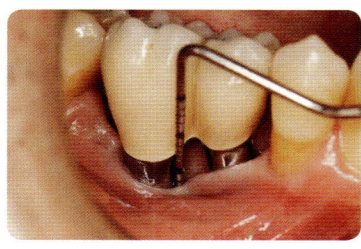

> **説明の目的は？**

　患者さんに，インプラント周囲炎の治療には外科処置が必要なことを知ってもらいましょう．また現在のところ，インプラント周囲炎を改善できる確定的な治療方法がないため，インプラント埋入後はプラークコントロールによってインプラント周囲病変を予防することが大切であることを強調しましょう．

患者さんに説明する前にここまで知っておこう！

■ インプラント周囲病変の治療は，歯周病の治療に準じて行います

　1990年代にイエテボリ大学歯周病科で行われた一連の動物実験から，歯周病と同様，インプラント周囲組織においてもバイオフィルムを原因とした炎症性の疾患が生じることが明らかになりました（Berglundh 1992）．そのため，インプラント周囲病変の治療は，歯周治療に準じて行います．

　病態の程度から，インプラント周囲粘膜炎の治療には歯肉炎の治療と同様の手法，インプラント周囲炎の治療には歯周炎の治療と同様の手法を用います．治療の流れは下の図を参照してください（Polyzois 2019）．

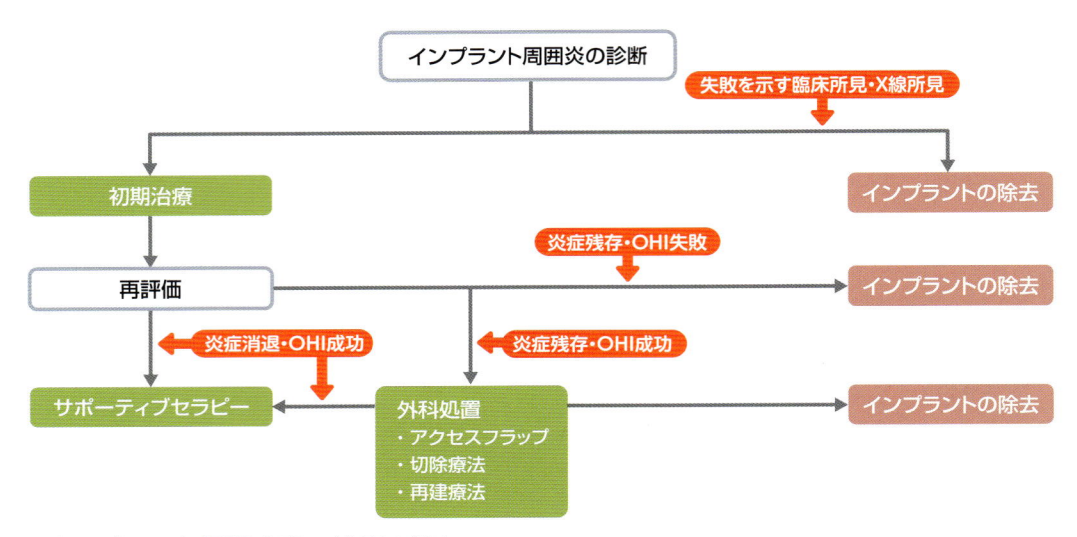

■ インプラント周囲病変の治療の流れ（Polyzois 2019より）

■ インプラント周囲炎に対する非外科処置の効果は限定的です

　重度歯周炎に対しては，非外科処置による歯周組織の改善が報告されていますが（Badersten 1984），インプラント周囲炎では，非外科処置を行っても，術後ほとんどの部位でBOPの残存が確認されています（Renvert 2009）．インプラント周囲炎に対する非外科処置は効果が限定的で，外科処置が必要と考えられます．

■ インプラント周囲炎は外科処置でも治療が困難

　インプラント周囲炎の外科処置も歯周外科処置と同様に，明視下でのバイオフィルムの除去と，術後のプラークコントロールを容易にする環境を整えることを目的に行われます．しかしながら，インプラント体にはスレッドがあったり表面に加工がしてあるなど，歯根面よりもデブライドメントが難しい状況です．

　イエテボリ大学口腔微生物学講座に細菌分析の依頼があったインプラント周囲炎患者を調べたところ，83%がさまざまな術式の外科処置を受けていましたが，疾患の進行を止めることができた患者は45.3%にとどまり，インプラント周囲炎治療の難しさがうかがえます（Charalampakis 2011）．

　筆者（Serino）は，インプラント周囲炎患者に行った外科処置の効果を論文にまとめています．外科処置から2年後の再評価では，BOPや排膿のある6mm以上のポケットがなくなり，症状の改善がみられました．ただし，術前に骨の喪失量が多かったインプラントでは治療に対する反応が悪く，インプラント周囲炎の進行もみられました（Serino 2011）．

　また最近では，インプラント周囲炎の患者に対して，炎症をコントロールするだけでなく，失われた骨の再建療法も試みられています．

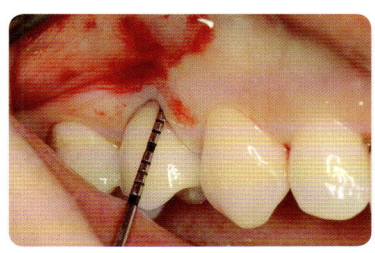
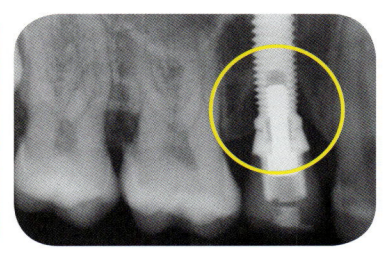

35歳の女性患者さん．上顎右側のインプラントにBOPと深いポケット，X線上で骨の喪失が認められ，インプラント周囲炎と診断

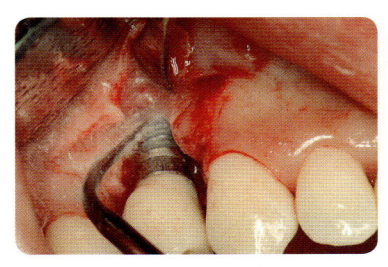
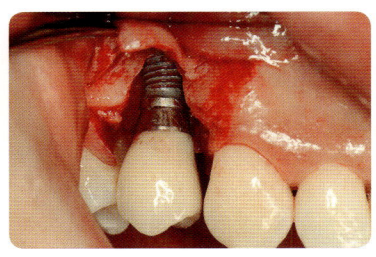

フラップを翻転し，インプラント表面のデブライドメントを行いました

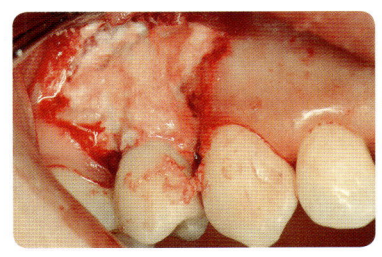
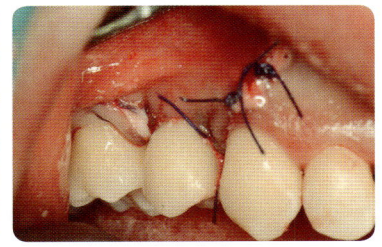

骨喪失部位に補填材を填入　　　　　縫合

■ インプラント周囲炎の再建療法

■ インプラント周囲炎は確定的な治療法がないので予防第一！

　ヨーロッパ歯周病学会は2015年のコンセンサスレポートの中で，現時点では**インプラント周囲炎に対する確定的な治療法が見つかっていない**ことから，インプラント周囲炎を発症させないための一次予防が重要と提言しています．インプラント周囲炎は，その前段階の病態であり治療が可能な**インプラント周囲粘膜炎のうちに治療しておく**必要があります．

　インプラントは，上部構造の形態やインプラントの埋入位置などによって病態を正しく診断するのが難しく，過小評価もしくは過大評価してしまう場合があります（Serino 2013）．そのため，インプラントが埋入された患者さんには定期的に観察を行い，できるかぎり早い段階で変化を見つけましょう．

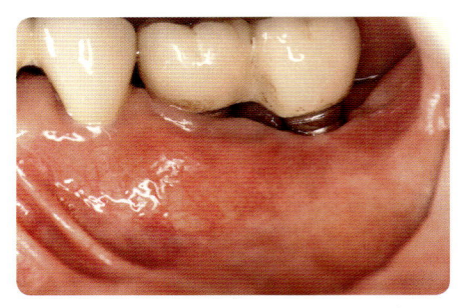
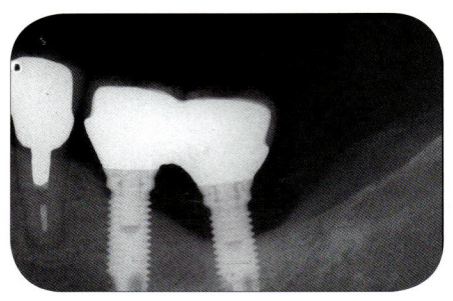

62歳の女性患者さん．下顎左側のインプラントはインプラント周囲炎で非外科処置を行いましたが，改善が認められませんでした

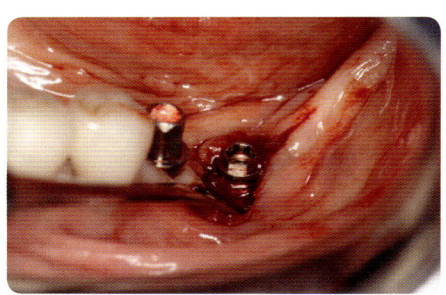
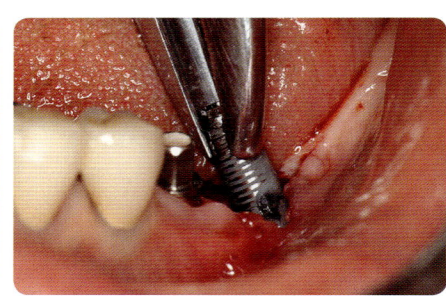
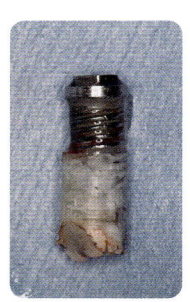

上部構造を外して粘膜弁を翻転すると，大きく骨が失われており，インプラントを除去しました．現状では，インプラント周囲炎に対する確定的な治療法がないので，インプラント周囲炎にならないようプラークコントロールとサポーティブセラピーを行うことが重要です

■ インプラントの除去

22 インプラント周囲病変のリスク因子

● インプラント周囲病変のリスクになるものを知っておきましょう

　インプラント周囲病変のリスクとなりうるのは，歯やインプラント周囲のプラーク，喫煙，糖尿病などの全身疾患です．インプラント治療を受ける前に，糖尿病のコントロールや禁煙は必須です．

　また，歯周病にかかったことのある方は，インプラント周囲病変にもかかりやすいため，注意が必要です．歯周病もインプラント周囲病変もプラークが原因で起こるので，セルフケアをしっかり行ってお口の中を清潔にすることが大切です．

プラーク・出血・排膿

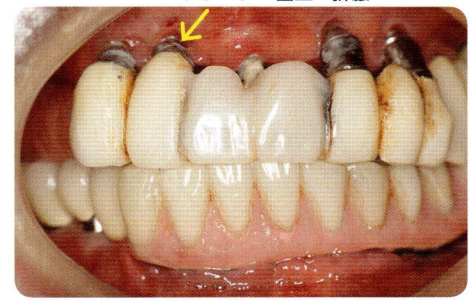
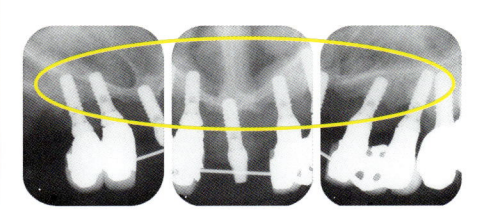

79歳の女性患者さん．インプラント治療の後，セルフケア指導やメインテナンスを受けておらず，インプラント周囲炎になってしまいました．インプラントの周囲にプラークが付き，出血・排膿していました．レントゲンでは骨の喪失がみられます

■ インプラント周囲病変のリスク因子① —プラークコントロールの悪さ

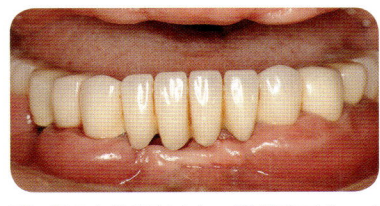
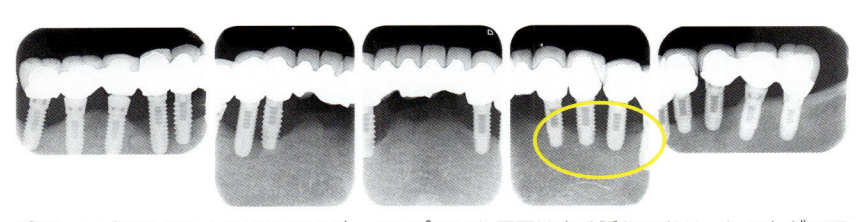

73歳の女性患者さん．喫煙者です．インプラントが多数埋入されていますが，インプラント周囲は赤く腫れており，レントゲンでは骨の喪失がみられます

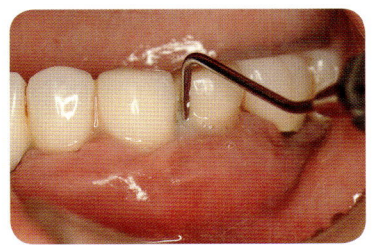
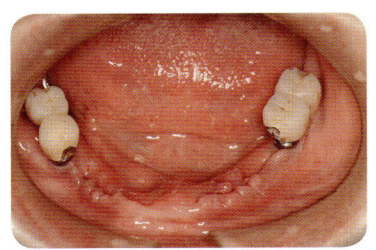
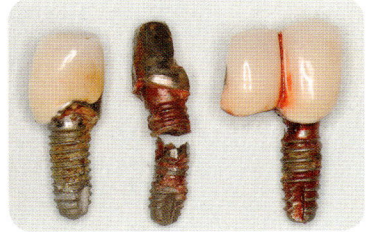

プローブを入れると膿が出てきました　　インプラント周囲炎が進行していたため，やむなくインプラントを除去しました

■ インプラント周囲病変のリスク因子② —喫煙

喫煙

全身疾患

イ周囲病変

説明の目的は？ インプラントを埋入した患者さんに，インプラント周囲病変のリスク因子を知ってもらい，患者さん自身が予防できるものについては努力してもらいましょう．

患者さんに説明する前にここまで知っておこう！

■ 歯科医院で対応できるリスクインディケーターを知っておきましょう

インプラント周囲病変はバイオフィルムを原因とする炎症性疾患ですが，図に示したリスクインディケーターと合わさると，いっそう発症しやすくなると考えられます．

リスクインディケーターの中には，患者さん自身，あるいは歯科医院で軽減することが可能なものもあります．それらに適切なアプローチを行って，インプラント周囲病変を予防しましょう．

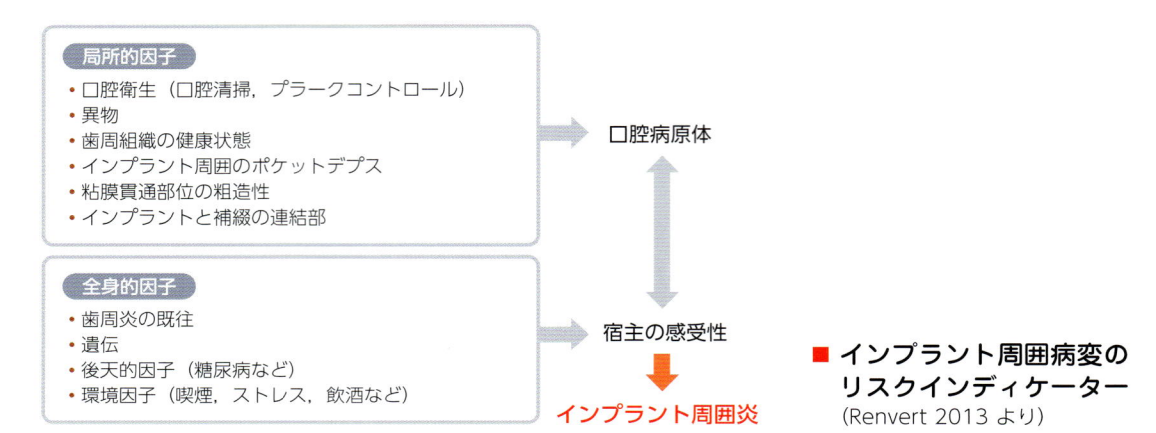

■ インプラント周囲病変のリスクインディケーター（Renvert 2013 より）

■ 口腔衛生不良・喫煙・歯周病はインプラント周囲病変のリスクインディケーターです

インプラント周囲病変のリスクインディケーターについては，さまざまな報告があり，口腔衛生不良，歯周病の既往，喫煙が多くの文献で挙げられています（Heitz-Mayfield 2008，Renvert 2015）．

歯周組織の健康な患者さんと歯周炎の既往のある患者さんに埋入されたインプラントを比較すると，10 年後の生存率は歯周炎の既往のある患者さんのほうが低く，インプラント辺縁骨の喪失部位も多かったと報告されています（Roccuzzo 2010）．特に，歯周炎の既往のある患者さんで定期的なサポーティブセラピーを受けなかった方には，インプラント辺縁骨の喪失が多く観察されました．

そのため，歯周炎の既往がある患者さんには，インプラント治療が計画された時点でサポーティブセラピーの重要性を理解してもらい，積極的に参加してもらいましょう．

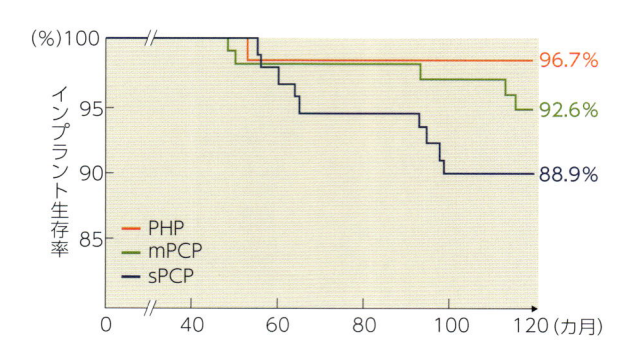

■ 歯周病罹患歴によるインプラントの生存率（Roccuzzo 2010 より）

PHP：歯周組織が健康な患者群，mPCP：中等度歯周炎の既往がある患者群，sPCP：重度歯周炎の既往がある患者群

インプラント周囲病変の予防

● 患者さん自身のプラークコントロールと,定期的な歯科医院への受診が大切です

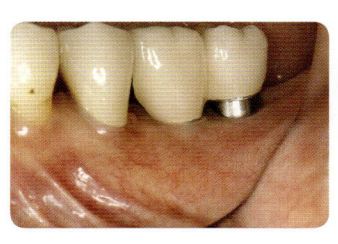 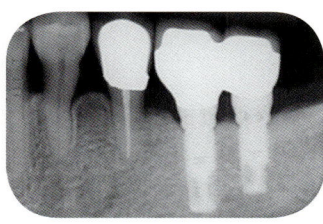

55歳の女性患者さん.左下の奥にインプラントを2本入れました

（加藤 2010より許諾を得て転載）

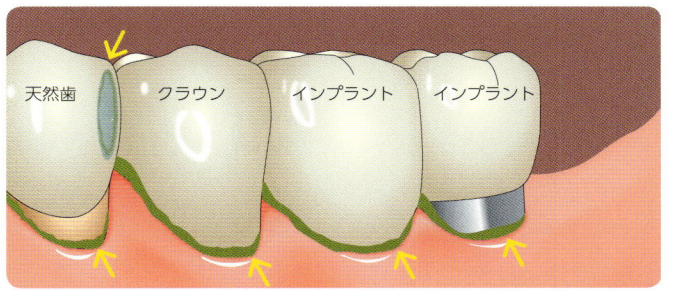

プラークがつきやすい部分を緑で示します.歯（または人工の歯）と歯ぐきの境目は特に気をつけて磨きましょう

天然歯　クラウン　インプラント　インプラント

（加藤 2010より改変）

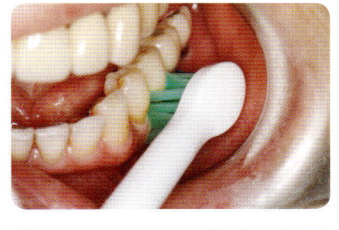 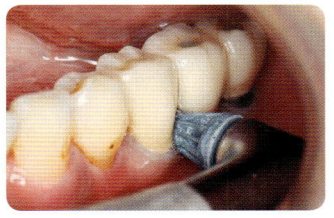

3カ月ごとのメインテナンスでは,プロフェッショナルケアと口腔衛生指導を受けます

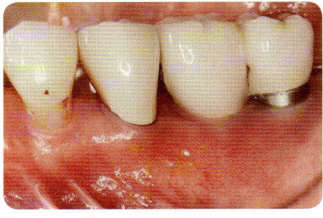 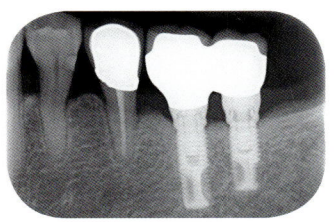

インプラント治療から20年後.適切なプラークコントロールによって健康が保たれています

■ インプラント周囲病変にかからないようにするために

　インプラント周囲病変はプラークが原因で起こるため,インプラント治療が計画された時点から,プラークコントロールをしっかり行ってインプラント周囲病変にかからないようにすることが大切です.また,治療後も定期的に歯科医院でお口の中のチェックとクリーニングを受けましょう.

　インプラント周囲病変にかかってしまった時も,病気の進行や再発を防ぐために,ご自身でのプラークコントロール（セルフケア）と定期的な歯科医院への受診が必要です.

プラコン

イ周囲病変

> **説明の目的は？**

患者さんに，サポーティブセラピーの重要性を知ってもらい，インプラント周囲病変の予防に努めてもらいましょう．

患者さんに説明する前にここまで知っておこう！

■ 予防には一次予防と二次予防があります

予防には，疾病にかからないようにするための一次予防と，治療後の再発を防ぐための二次予防があります．インプラント周囲病変は診断の難しい病気で，インプラント周囲炎をインプラント周囲粘膜炎と誤診しやすいうえ，インプラント周囲炎であった場合には確定的な治療法がなく手遅れになりやすいため，健康な状態を維持する一次予防が重要になります．

インプラント周囲粘膜炎はプラークにより発症することから（Salvi 2012），インプラント周囲病変の一次予防には，プラークコントロールが必須です．患者さんのセルフケアの徹底と歯科医院でのプロフェッショナルケアを行っていくために，定期的なサポーティブセラピーが必要であることを患者さんに理解していただきましょう．

■ インプラント周囲病変治療後の二次予防は，再発防止の効果があります

インプラント周囲病変の治療後に行うサポーティブセラピー（二次予防）については，治療によって得られた健康を維持する効果が認められています（→51ページ）．インプラント周囲粘膜炎の治療後5年の評価において，サポーティブセラピーを受けなかった患者さんでは約半数がインプラント周囲炎へと移行したのに対し，サポーティブセラピーを受けた患者さんの3割がインプラント周囲粘膜の健康を回復していました（Costa 2012）．

筆者（Serino）は，インプラント周囲炎患者に外科処置を行った後，サポーティブセラピーを実施して5年後の状態を調べてみました．87%のインプラントは疾患が進行しておらず，二次予防の効果が認められました（Serino 2015）．

■ 患者さんに伝えておくべきこと

サポーティブセラピーでは，患者さんのプラークコントロール確立のために，モチベーションと口腔衛生指導が重要です．インプラントは天然歯があった位置に埋入されているとはかぎらないので，患者さんにインプラントの位置を示しながら，適切な清掃器具を選択して使い方を指導します．残存歯がある場合は，健康を維持できるよう配慮しましょう．

患者さんのお口の中が健康な時は，将来かかる可能性のある病気に対して，なかなか関心をもってくれません．そのため，来院のたびに歯周病やインプラント周囲病変のことを伝える必要があります．サポーティブセラピーの実際は，前著を参照してください（加藤2019，弘岡2017）．

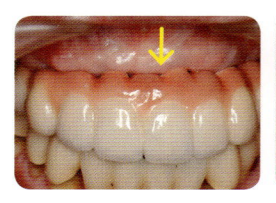 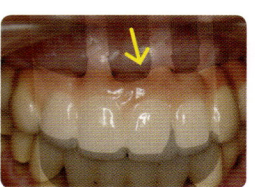 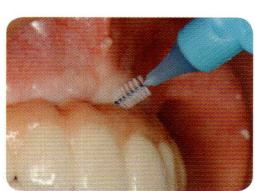

■ 患者さんに清掃指導を行う際の注意点

インプラントは必ずしも歯があった位置に埋入されているわけではないため，患者さんにはインプラントの位置を伝えて清掃方法を指導しましょう

文　献

1　歯と歯周組織

弘岡秀明，中原達郎，加藤　典．Dr.弘岡に訊く　臨床的ペリオ講座1—歯科医師と歯科衛生士に必要なエビデンス—．医歯薬出版，2010.

Rateitschak KH, Rateitschak EM, et al. Color atlas of dental medicine 1：Periodontology. 2nd ed. Thieme Medical Publishers, 1989.

2　歯の喪失原因

8020推進財団．第2回 永久歯の抜歯原因調査．2018.
https://www.8020zaidan.or.jp/pdf/document-tooth-extraction-investigation-2nd.pdf

3　歯周病と全身疾患

特定非営利活動法人 日本臨床歯周病学会 監修．歯周病と全身疾患—最新エビデンスに基づくコンセンサス．デンタルダイヤモンド社，2017.

Nelson RG, Shlossman M, Budding LM, et al. Periodontal disease and NIDDM in Pima Indians. *Diabetes Care*. 1990；**13**(8)：836-840.

Papapanou PN, Sanz M, Buduneli N, et al. Periodontitis：Consensus report of workgroup 2 of the 2017 World Workshop on the Classification of Periodontal and Peri-Implant Diseases and Conditions. *J Clin Periodontol*. 2018；**45**(Suppl 20)：S162-S170.

Chapple IL, Genco R；working group 2 of the joint EFP/AAP workshop. Diabetes and periodontal diseases：consensus report of the Joint EFP/AAP Workshop on Periodontitis and Systemic Diseases. *J Periodontol*. 2013；**84**(4 Suppl)：S106-112.

Tonetti MS, Van Dyke TE；working group 1 of the joint EFP/AAP workshop. Periodontitis and atherosclerotic cardiovascular disease：consensus report of the Joint EFP/AAP Workshop on Periodontitis and Systemic Diseases. *J Periodontol*. 2013；**84**(4 Suppl)：S24-29.

Offenbacher S, Katz V, Fertik G, et al. Periodontal infection as a possible risk factor for preterm low birth weight. *J Periodontol*. 1996；**67**(10 Suppl)：1103-1113.

Gazolla CM, Ribeiro A, Moysés MR, et al. Evaluation of the incidence of preterm low birth weight in patients undergoing periodontal therapy. *J Periodontol*. 2007；**78**(5)：842-848.

4　喫煙と歯周病

厚生労働省のTOBACCO or HEALTH 最新たばこ情報．http://www.health-net.or.jp/tobacco/front.html

厚生労働省．健康日本21（第2次）の推進に関する参考資料．https://www.mhlw.go.jp/bunya/kenkou/dl/kenkounippon21_02.pdf

Bergström J, Eliasson S. Cigarette smoking and alveolar bone height in subjects with a high standard of oral hygiene. *J Clin Periodontol*. 1987；**14**(8)：466-469.

Rinke S, Ohl S, Ziebolz D, et al. Prevalence of periimplant disease in partially edentulous patients：a practice-based cross-sectional study. *Clin Oral Implants Res*. 2011；**22**(8)：826-833.

5　歯周病とは

Rateitschak KHほか著，日本臨床歯周病学会 監修．ラタイチャーク カラーアトラス歯周病学．第3版，永末書店，2008.

Chapple ILC, Mealey BL, Van Dyke TE, et al. Periodontal health and gingival diseases and conditions on an intact and a reduced periodontium：Consensus report of workgroup 1 of the 2017 World Workshop on the Classification of Periodontal and Peri-Implant Diseases and Conditions. *J Clin Periodontol*. 2018；**45**(Suppl 20)：S68-S77.

Papapanou PN, Sanz M, Buduneli N, et al. Periodontitis：Consensus report of workgroup 2 of the 2017 World Workshop on the Classification of Periodontal and Peri-Implant Diseases and Conditions. *J Clin Periodontol*. 2018；**45**(Suppl 20)：S162-S170.

6　歯周病の検査

Lang NP, Joss A, Orsanic T, et al. Bleeding on probing. A predictor for the progression of periodontal disease? *J Clin Periodontol*. 1986；**13**(6)：590-596.

Matuliene G, Pjetursson BE, Salvi GE, et al. Influence of residual pockets on progression of periodontitis and tooth loss：results after 11 years of maintenance. *J Clin Periodontol*. 2008；**35**(8)：685-695.

Fowler C, Garrett S, Crigger M, et al. Histologic probe position in treated and untreated human periodontal tissues. *J Clin Periodontol*. 1982；**9**(5)：373-385.

7　歯肉炎の治療

Löe H, Theilade E, Jensen SB. Experimental gingivitis in man. *J Periodontol*. 1965；**36**：177-187.

Lang NP, Cumming BR, Löe H. Toothbrushing frequency as it relates to plaque development and gingival health. *J Periodontol*. 1973；**44**(7)：396-405.

8　歯周炎の非外科処置

Westfelt E, Rylander H, Dahlén G, et al. The effect of supragingival plaque control on the progression of advanced periodontal disease. *J Clin Periodontol*. 1998；**25**(7)：536-541.

Badersten A, Nilveus R, Egelberg J. Effect of nonsurgical periodontal therapy. II. Severely advanced periodontitis. *J Clin Periodontol*. 1984；**11**(1)：63-76.

Caffesse RG, Sweeney PL, Smith BA. Scaling and root planing

with and without periodontal flap surgery. *J Clin Periodontol.* 1986；**13**(3)：205-210.

Matia JI, Bissada NF, Maybury JE, et al. Efficiency of scaling of the molar furcation area with and without surgical access. *Int J Periodontics Restorative Dent.* 1986；**6**(6)：24-35.

9 歯周外科処置

Badersten A, Nilveus R, Egelberg J. Effect of nonsurgical periodontal therapy. II. Severely advanced periodontitis. *J Clin Periodontol.* 1984；**11**(1)：63-76.

Rosling B, Nyman S, Lindhe J, et al. The healing potential of the periodontal tissues following different techniques of periodontal surgery in plaque-free dentitions. A 2-year clinical study. *J Clin Periodontol.* 1976；**3**(4)：233-250.

Hamp SE, Nyman S, Lindhe J. Periodontal treatment of multirooted teeth. Results after 5 years. *J Clin Periodontol.* 1975；**2**(3)：126-135.

Nyman S, Rosling B, Lindhe J. Effect of professional tooth cleaning on healing after periodontal surgery. *J Clin Periodontol.* 1975；**2**(2)：80-86.

10 歯周組織再生療法

Caton J, Nyman S, Zander H. Histometric evaluation of periodontal surgery. II. Connective tissue attachment levels after four regenerative procedures. *J Clin Periodontol.* 1980；**7**(3)：224-231.

Nyman S, Gottlow J, Karring T, et al. The regenerative potential of the periodontal ligament. An experimental study in the monkey. *J Clin Periodontol.* 1982；**9**(3)：257-265.

Heijl L. Periodontal regeneration with enamel matrix derivative in one human experimental defect. A case report. *J Clin Periodontol.* 1997；**24**(9 Pt 2)：693-696.

弘岡秀明, 戸村真一. 生物学的コンセプトに基づいた歯周組織再生法－エムドゲイン療法. クインテッセンス出版, 2000.

Sculean A, Kiss A, Miliauskaite A, et al. Ten-year results following treatment of intra-bony defects with enamel matrix proteins and guided tissue regeneration. *J Clin Periodontol.* 2008；**35**(9)：817-824.

11 歯周治療に伴う咀嚼・審美の回復

弘岡秀明. インプラントを固定源にした歯周病患者の矯正治療. 歯界展望. 2005；**106**(5)：919-928.

Badersten A, Nilveus R, Egelberg J. Effect of nonsurgical periodontal therapy. II. Severely advanced periodontitis. *J Clin Periodontol.* 1984；**11**(1)：63-76.

Westfelt E, Bragd L, Socransky SS, et al. Improved periodontal conditions following therapy. *J Clin Periodontol.* 1985；**12**(4)：283-293.

Brunsvold MA. Pathologic tooth migration. *J Periodontol.* 2005；**76**(6)：859-866.

Ericsson I. Periodontal tissue reactions to jiggling and orthodontic forces. University of Gothenburg, 1978；Doctoral thesis.

Nyman S, Lindhe J. A longitudinal study of combined periodontal and prosthetic treatment of patients with advanced periodontal disease. *J Periodontol.* 1979；**50**(4)：163-169.

弘岡秀明, 古賀剛人. 歯周病患者のインプラント治療. 医歯薬出版, 2017.

12 サポーティブセラピーの重要性

Magnusson I, Lindhe J, Yoneyama T, et al. Recolonization of a subgingival microbiota following scaling in deep pockets. *J Clin Periodontol.* 1984；**11**(3)：193-207.

Nyman S, Rosling B, Lindhe J. Effect of professional tooth cleaning on healing after periodontal surgery. *J Clin Periodontol.* 1975；**2**(2)：80-86.

13 セルフケアの方法

Magnusson I, Lindhe J, Yoneyama T, et al. Recolonization of a subgingival microbiota following scaling in deep pockets. *J Clin Periodontol.* 1984；**11**(3)：193-207.

Yaacob M, Worthington HV, Deacon SA, et al. Powered versus manual toothbrushing for oral health. *Cochrane Database Syst Rev.* 2014 Jun 17；(6)：CD002281. doi：10.1002/14651858.CD002281.pub3.

Sälzer S, Slot DE, Van der Weijden FA, et al. Efficacy of inter-dental mechanical plaque control in managing gingivitis—a meta-review. *J Clin Periodontol.* 2015；**42**(Suppl 16)：S92-105.

14 欠損部位に対する補綴治療の選択

Pjetursson BE, Brägger U, Lang NP, et al. Comparison of survival and complication rates of tooth-supported fixed dental prostheses(FDPs) and implant-supported FDPs and single crowns(SCs). *Clin Oral Implants Res.* 2007；**18**(Suppl 3)：97-113.

15 インプラント治療について

Adell R, Eriksson B, Lekholm U, et al. Long-term follow-up study of osseointegrated implants in the treatment of totally edentulous jaws. *Int J Oral Maxillofac Implants.* 1990；**5**(4)：347-359.

Lekholm U, van Steenberghe D, Herrmann I, et al. Osseointegrated implants in the treatment of partially edentulous jaws：a prospective 5-year multicenter study. *Int J Oral Maxillofac Implants.* 1994；**9**：627-635.

Jemt T. Implant survival in the edentulous jaw-30 years of experience. Part I：A retro-prospective multivariate regression analysis of overall implant failure in 4,585 consecutively treated arches. *Int J Prosthodont.* 2018；**31**(5)：425-435.

Jemt T. Implant survival in the partially edentulous jaw- 30 years of experience. Part III：A retro-prospective multivariate regression analysis on overall implant failures in 2,915 consecutively treated arches. *Int J Prosthodont.* 2019；**32**(1)：

36-44.

16　インプラント周囲組織と歯周組織の違い

Berglundh T, Lindhe J, Ericsson I, et al. The soft tissue barrier at implants and teeth. *Clin Oral Implants Res.* 1991；**2**：81-90.

Berglundh T, Lindhe J, Jonsson K, et al. The topography of the vascular systems in the periodontal and peri-implant tissues in the dog. *J Clin Periodontol.* 1994；**21**：89-193.

加藤　典 著，弘岡秀明 監修．スウェーデンの歯科衛生士から学ぶ！歯科衛生士のためのベーシックペリオ講座＋インプラント．医歯薬出版，2019．

17　インプラント周囲病変について

Pontoriero R, Tonetti MP, Carnevale G, et al. Experimentally induced peri-implant mucositis: A clinical study in humans. *Clin Oral Implants Res.* 1994；**5**：254-259.

18　インプラント周囲病変の有病率

Jepsen S, Berglundh T, Genco R, et al. Primary prevention of peri-implantitis: managing peri-implant mucositis. *J Clin Periodontol.* 2015；**42**(Suppl 16)：S152-157.

Derks J, Schaller D, Håkansson J, et al. Effectiveness of implant therapy analyzed in a Swedish population: Prevalence of peri-implantitis. *J Dent Res.* 2016；**95**(1)：43-49.

19　インプラント周囲病変の検査

Mombelli A, Muhle T, Bragger U, et al. Comparison of periodontal and peri-implant probing by depth-force pattern analysis. *Clin Oral Implants Res.* 1997；**8**：448-454.

Etter TH, Håkanson I, Lang NP, et al. Healing after standardized clinical probing of the perlimplant soft tissue seal: a histomorphometric study in dogs. *Clin Oral Implants Res.* 2002；**13**(6)：571-580.

Serino G, Turri A, Lang NP. Maintenance therapy in patients following the surgical treatment of peri-implantitis: a 5-year follow-up study. *Clin Oral Implants Res.* 2015；**26**(8)：950-956.

Fransson C, Wennström J, Berglundh T. Clinical characteristics at implants with a history of progressive bone loss. *Clin Oral Implants Res.* 2008；**19**(2)：142-147.

弘岡秀明，Renvert S. スウェーデンに学ぶインプラント周囲病変のマネジメント1―インプラント周囲病変の定義・診断・リスク因子―．歯界展望．2018；**132**(3)：490-507.

Berglundh T, Armitage G, Araújo MG. Peri-implant diseases and conditions: Consensus report of workgroup 4 of the 2017 world workshop on the classification of periodontal and peri-implant diseases and conditions. *J Periodontol.* 2018；**89**(Suppl 1)：313-318, *J Clin Periodontol.* 2018；**45**(Suppl 20)：286-291.

Renvert S, Persson GR, Pirth FQ, et al. Peri-implant health, peri-implant mucositis and peri-implantitis: Case definitions and diagnostic considerations. *J Periodontol.* 2018；**89**(Suppl 1)：304-312, *J Clin Periodontol.* 2018；**45**(Suppl 20)：278-285.

Hirooka H, Renvert S. Diagnosis of periimplant disease. *Implant Dent.* 2019；**28**(2)：144-149.

20　インプラント周囲粘膜炎の治療

Salvi GE, Aglietta M, Eick S, et al. Reversibility of experimental peri-implant mucositis compared with experimental gingivitis in humans. *Clin Oral Implants Res.* 2012；**23**(2)：182-190.

Heitz-Mayfield LJ, Salvi GE, Botticelli D, et al；Implant Complication Research Group. Anti-infective treatment of peri-implant mucositis: a randomised controlled clinical trial. *Clin Oral Implants Res.* 2011；**22**(3)：237-241.

Serino G, Ström C. Peri-implantitis in partially edentulous patients: association with inadequate plaque control. *Clin Oral Implants Res.* 2009；**20**(2)：169-174.

21　インプラント周囲炎の治療

Berglundh T, Lindhe J, Marinello C, et al. Soft tissue reaction to de novo plaque formation on implants and teeth. An experimental study in the dog. *Clin Oral Implants Res.* 1992；**3**(1)：1-8.

Polyzois I. Treatment planning for periimplant mucositis and periimplantitis. *Implant Dent.* 2019；**28**(2)：150-154.

Badersten A, Nilveus R, Egelberg J. Effect of nonsurgical periodontal therapy. Ⅱ. Severely advanced periodontitis. *J Clin Periodontol.* 1984；**11**(1)：63-76.

Renvert S, Samuelsson E, Lindahl C, et al. Mechanical non-surgical treatment of peri-implantitis: a double-blind randomized longitudinal clinical study. I: clinical results. *J Clin Periodontol.* 2009；**36**(7)：604-609.

Charalampakis G, Rabe P, Leonhardt A, et al. A follow-up study of peri-implantitis cases after treatment. *J Clin Periodontol.* 2011；**38**(9)：864-871.

Serino G, Turri A. Outcome of surgical treatment of peri-implantitis: results from a 2-year prospective clinical study in humans. *Clin Oral Implants Res.* 2011；**22**(11)：1214-1220.

European Federation of Periodontology. Workshop working group 3 to underline primary prevention as key to halting peri-implantitis. https://www.efp.org/newsupdate/periodontology-prevention-peri-implantit/

Serino G, Turri A, Lang NP. Probing at implants with peri-implantitis and its relation to clinical peri-implant bone loss. *Clin Oral Implants Res.* 2013；**24**(1)：91-95.

22　インプラント周囲病変のリスク因子

Renvert S, Giovannoli J-L著．山本松男，弘岡秀明，和泉雄一 監訳．Peri-implantitis―インプラント周囲炎．クインテッセンス出版，2013．

Heitz-Mayfield LJ. Peri-implant diseases: diagnosis and risk indicators. *J Clin Periodontol.* 2008；**35**(8 Suppl)：292-304.

Renvert S, Polyzois I. Risk indicators for peri-implant mucositis：a systematic literature review. *J Clin Periodontol*. 2015；**42**(Suppl 16)：S172-186.

Roccuzzo M, De Angelis N, Bonino L, et al. Ten-year results of a three-arm prospective cohort study on implants in periodontally compromised patients. Part 1：implant loss and radiographic bone loss. *Clin Oral Implants Res*. 2010；**21**(5)：490-496.

23　インプラント周囲病変の予防

加藤　典，弘岡秀明．インプラント治療後のホームケア―患者さんに適切な情報提供をするために―．2 ホームケア指導の要点．歯科衛生士．2010；**34**(8)：51-56.

Salvi GE, Aglietta M, Eick S, et al. Reversibility of experimental peri-implant mucositis compared with experimental gingivitis in humans. *Clin Oral Implants Res*. 2012；**23**(2)：182-190.

Costa FO, Takenaka-Martinez S, Cota LO, et al. Peri-implant disease in subjects with and without preventive maintenance：a 5-year follow-up. *J Clin Periodontol*. 2012；**39**(2)：173-181.

Serino G, Turri A, Lang NP. Maintenance therapy in patients following the surgical treatment of peri-implantitis：a 5-year follow-up study. *Clin Oral Implants Res*. 2015；**26**(8)：950-956.

加藤　典 著，弘岡秀明 監修．スウェーデンの歯科衛生士から学ぶ！歯科衛生士のためのベーシックペリオ講座＋インプラント．医歯薬出版，2019.

弘岡秀明，古賀剛人．歯周病患者のインプラント治療．医歯薬出版，2017.

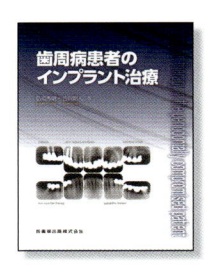
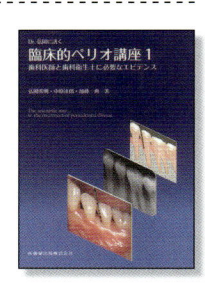
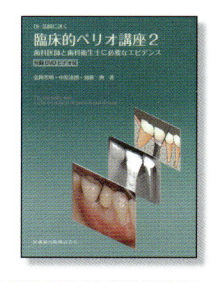
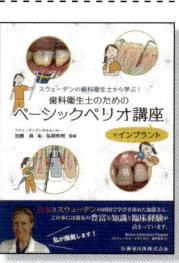

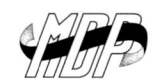

【著者略歴】

弘岡　秀明（ひろおかひであき）

1978 年　九州歯科大学卒業
1980 年　弘岡歯科医院 開設（千葉市）
1988 年　イエテボリ大学歯学部歯周病科留学，リサーチフェロー
1991 年　イエテボリ大学歯学部歯周病科大学院修了
1993 年　イエテボリ大学 Odont. Lic. 取得
1996 年　弘岡歯科医院（スウェーデンデンタルセンター）移転開設
1999 〜 2000 年　新潟大学歯学部保存学第二講座非常勤講師
2010 〜 2016 年　東京医科歯科大学大学院医歯学総合研究科歯周病学分野非常勤講師
2012 〜 2016 年　東北大学大学院歯学研究科補綴科臨床教授
2016 年〜　東北大学大学院歯学研究科口腔システム補綴学分野非常勤講師

弘岡秀明歯周病学コース主宰，日本歯周病学会歯周病専門医・指導医
日本臨床歯周病学会認定医・指導医・歯周インプラント指導医

弘岡歯科医院（スウェーデンデンタルセンター）
（東京都千代田区内幸町 2-2-3 日比谷国際ビル 3F）

佐藤　博久（さとうひろひさ）

2003 年　昭和大学歯学部卒業
2005 〜 2012 年　弘岡歯科医院（スウェーデンデンタルセンター）勤務
2012 〜 2013 年　Borås Hospital（スウェーデン）スペシャリストクリニック歯周病科留学
2013 〜 2017 年　スウェーデンデンタル仙台院長
2017 年　東北大学大学院歯学研究科修了，歯学博士
2017 年　与野駅前ヒロデンタルクリニック開設

日本歯周病学会歯周病専門医，日本臨床歯周病学会認定医・歯周インプラント認定医

与野駅前ヒロデンタルクリニック（埼玉県さいたま市中央区下落合 1712-102）

Giovanni Serino

1984 年　ローマ大学歯学部卒業
1991 年　イエテボリ大学歯学部歯周病科大学院修了，ローマにて開業
1993 年　イエテボリ大学 Odont. Lic. 取得
2001 年　イエテボリ大学 Odont. Dr. 取得
2005 年〜　Borås Hospital スペシャリストクリニック歯周病科主任・研究員

Dr. 弘岡に訊く　臨床的ペリオ講座 Special Issue

歯周病とインプラント周囲病変の患者説明ブック
チェアサイドでそのまま使えるカード付　　　ISBN978-4-263-44565-5

2019 年 10 月 5 日　第 1 版第 1 刷発行

著　　者　弘　岡　秀　明
発 行 者　白　石　泰　夫
発行所　医歯薬出版株式会社

〒 113-8612 東京都文京区本駒込 1-7-10
TEL. （03）5395-7638（編集）・7630（販売）
FAX. （03）5395-7639（編集）・7633（販売）
https://www.ishiyaku.co.jp/
郵便振替番号　00190-5-13816

乱丁，落丁の際はお取り替えいたします　　　印刷・三報社印刷／製本・榎本製本
© Ishiyaku Publishers, Inc., 2019. Printed in Japan

付録

チェアサイドでそのまま使える
患者説明カード

この付録は，チェアサイドでそのまま使える患者説明用資料です．歯周病やインプラント周囲病変の病態説明，および治療内容の説明にお役立てください．

- **01** 健康な歯周組織
- **02** 歯肉炎
- **03** 歯周炎
- **04** 歯周炎の治療後
- **05** 歯周病とインプラント周囲病変
- **06** 歯周炎の治療
- **07** 歯がなくなったところを補う治療法
- **08** インプラント治療の流れ
- **09** 健康なインプラント周囲組織
- **10** インプラント周囲粘膜炎
- **11** インプラント周囲炎
- **12** インプラント周囲炎の治療後

01 健康な歯周組織

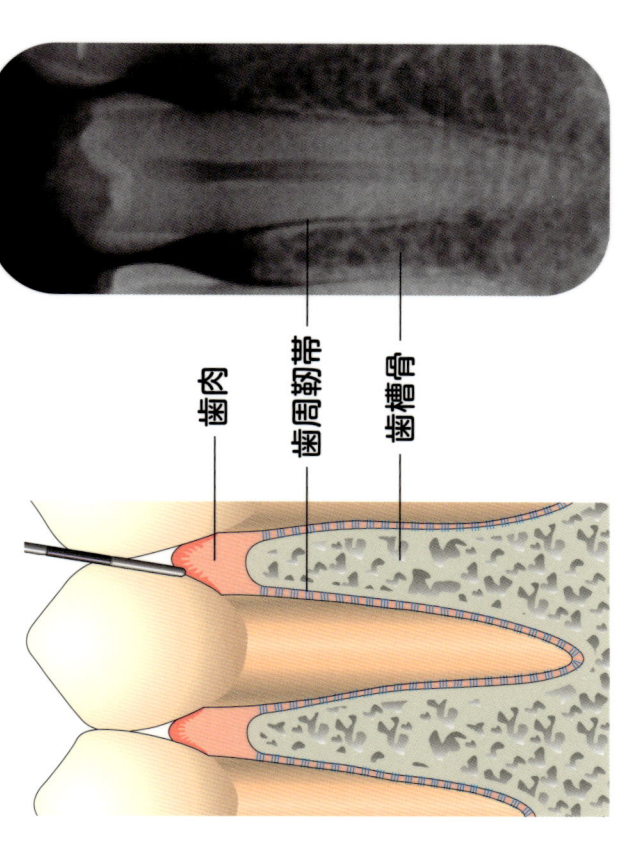

- 歯肉
- 歯周靭帯
- 歯槽骨

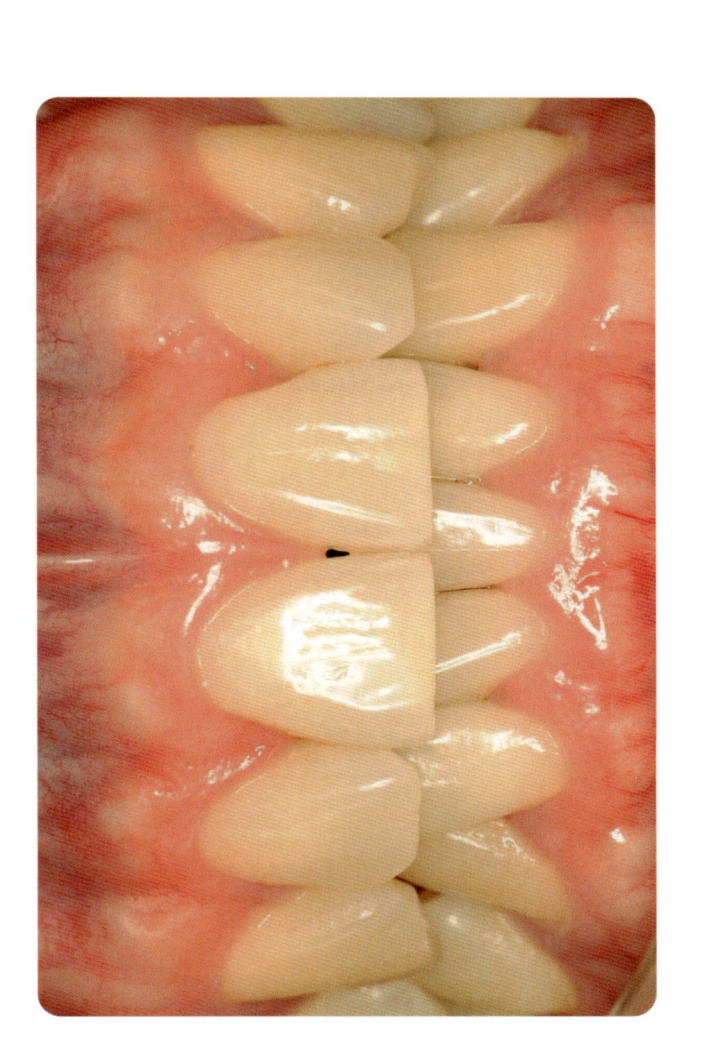

プラークの付着や出血はなく，レントゲン上で骨の喪失もみられません．

『歯周病とインプラント周囲病変の患者説明ブック』付録 ©医歯薬出版

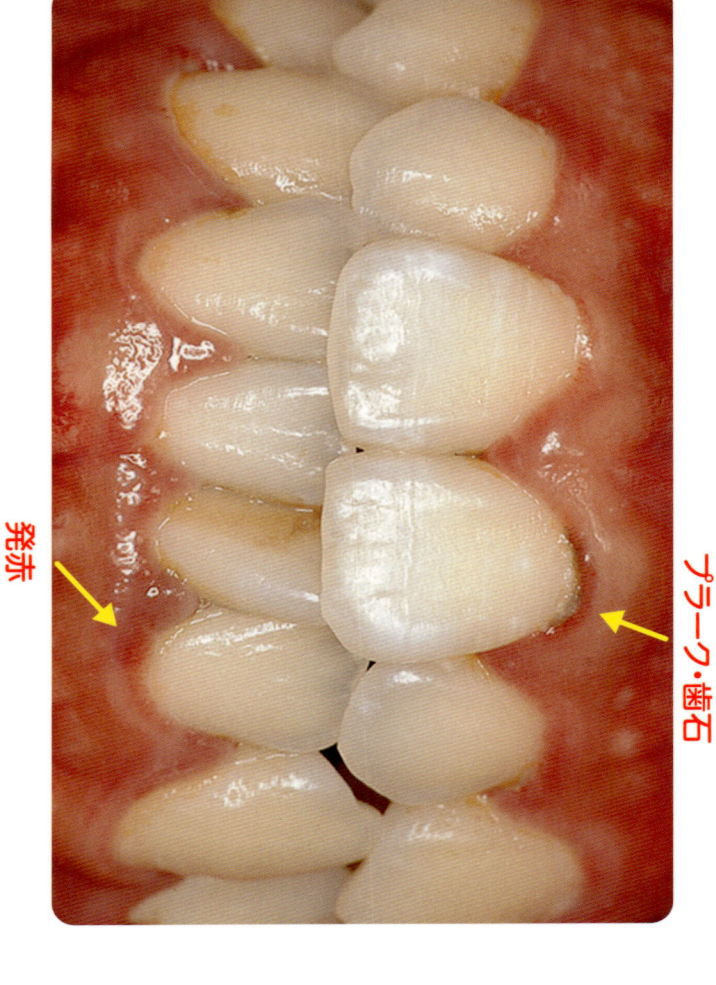

発赤

プラーク・歯石

02 歯肉炎

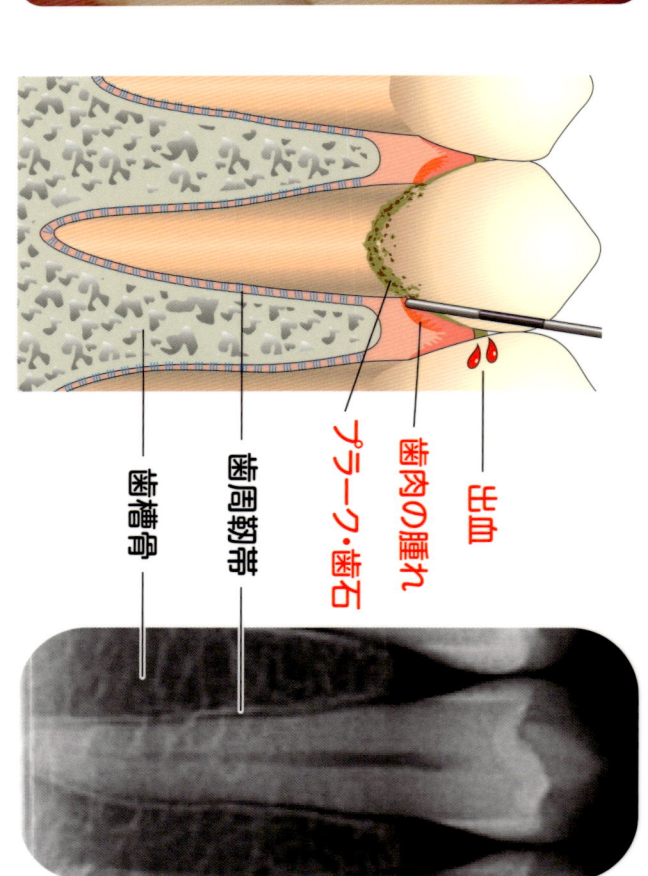

出血

歯肉の腫れ

プラーク・歯石

歯周靱帯

歯槽骨

プラークが付着し、歯肉は赤く腫れて、出血があります。歯周ポケットは浅く、レントゲン検査で骨の喪失はみられません。

『歯周病とインプラント周囲病変の患者説明ブック』付録 ©医歯薬出版

03 歯周炎

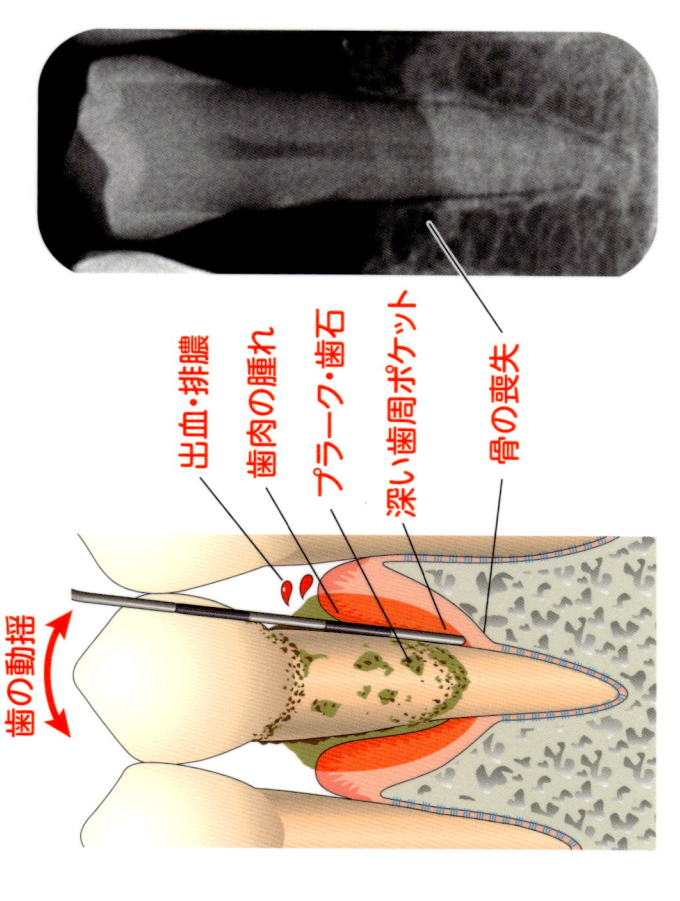

骨の喪失

深い歯周ポケット

プラーク・歯石

歯肉の腫れ

出血・排膿

歯の動揺

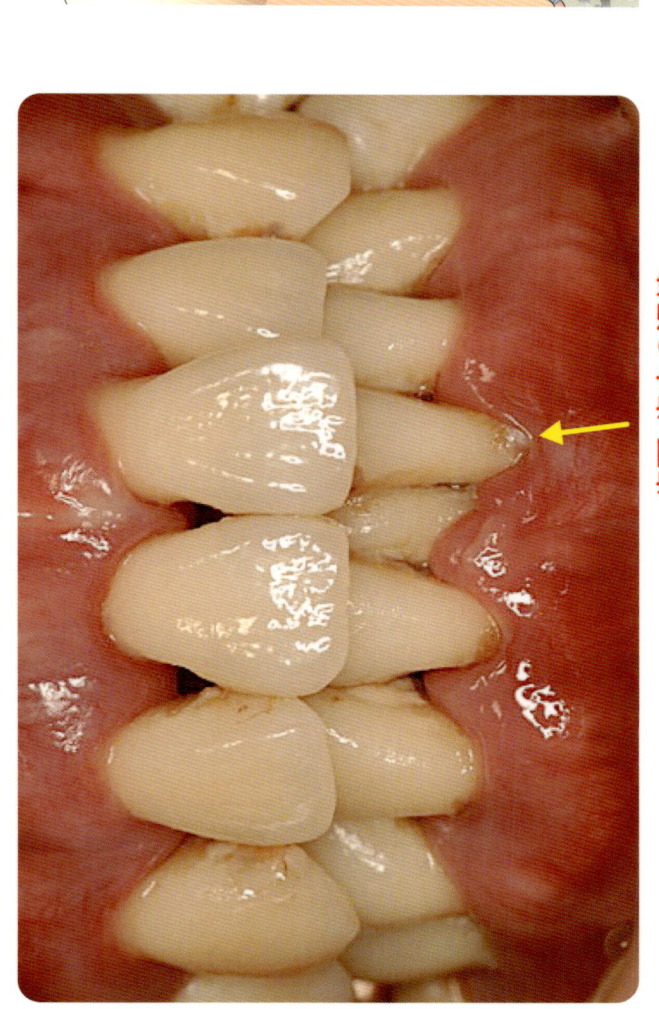

歯石・歯肉の退縮

プラークが付着し、歯肉は赤く腫れて、出血や排膿があります。
歯肉の退縮と歯列不正がみられ、歯が動くようになります。
歯周ポケットは深く、レントゲン検査で骨の喪失がみられます。

『歯周病とインプラント周囲組織病変の患者説明ブック』付録　©医歯薬出版

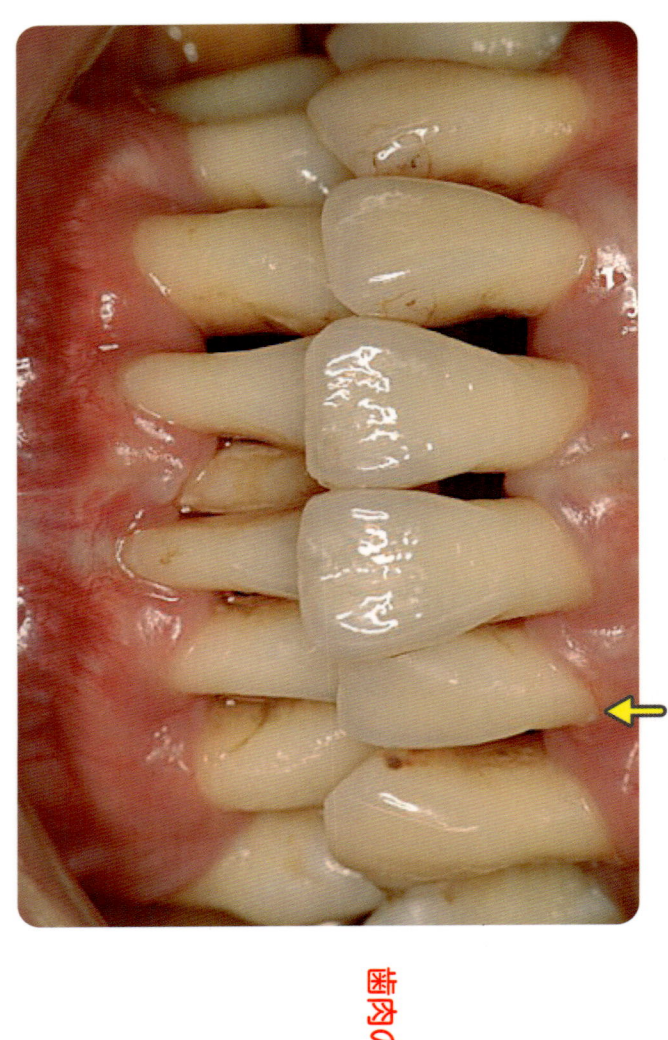

歯肉の退縮

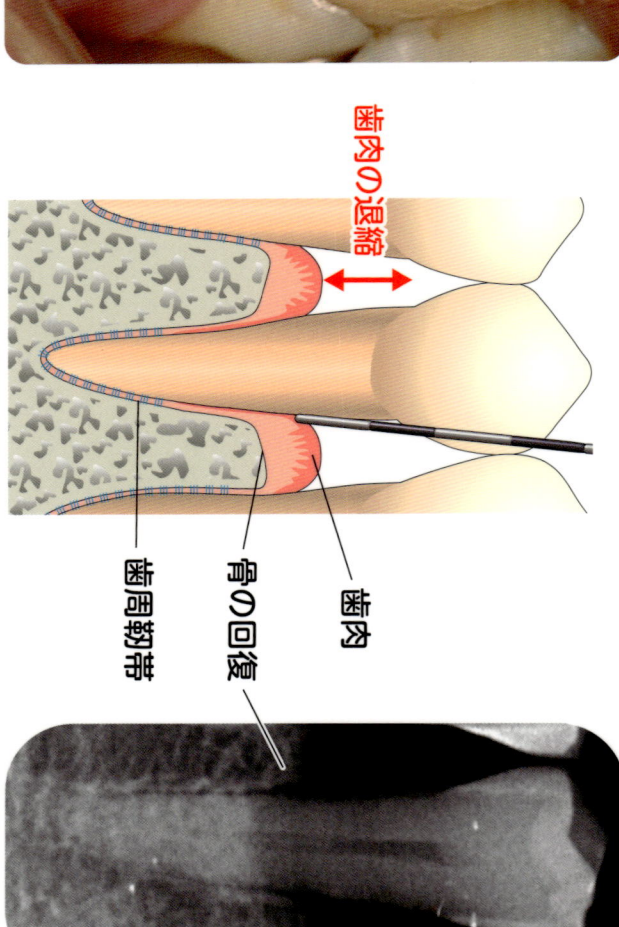

歯肉の退縮

歯肉

骨の回復

歯周靭帯

炎症がおさまり、歯肉からの出血はありません。歯肉が下がって歯が長くなったように見えることがあります。

05 歯周病とインプラント周囲病変

健康 ⟷ 歯肉炎 ⟹ 歯周炎 治療 治療後の治癒 歯周組織再生療法後の治癒

天然歯

健康 ⟷ インプラント周囲粘膜炎 ⟹ インプラント周囲炎 治療 治療後の治癒 ❓ 再オッセオインテグレーション❓❓

インプラント

『歯周病とインプラント周囲病変の患者説明ブック』付録　©医歯薬出版

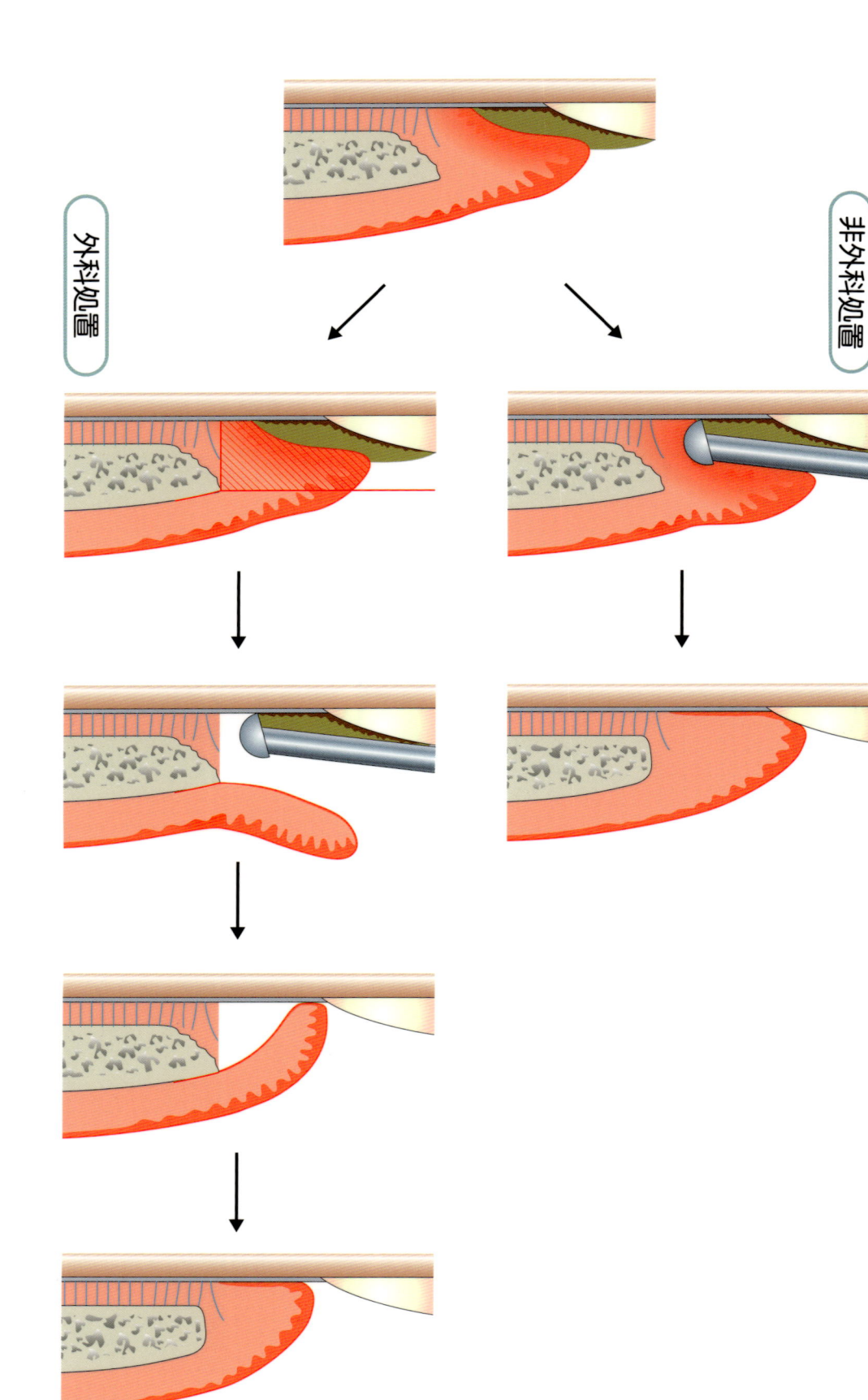

非外科処置

外科処置

07 歯がなくなったところを補う治療法

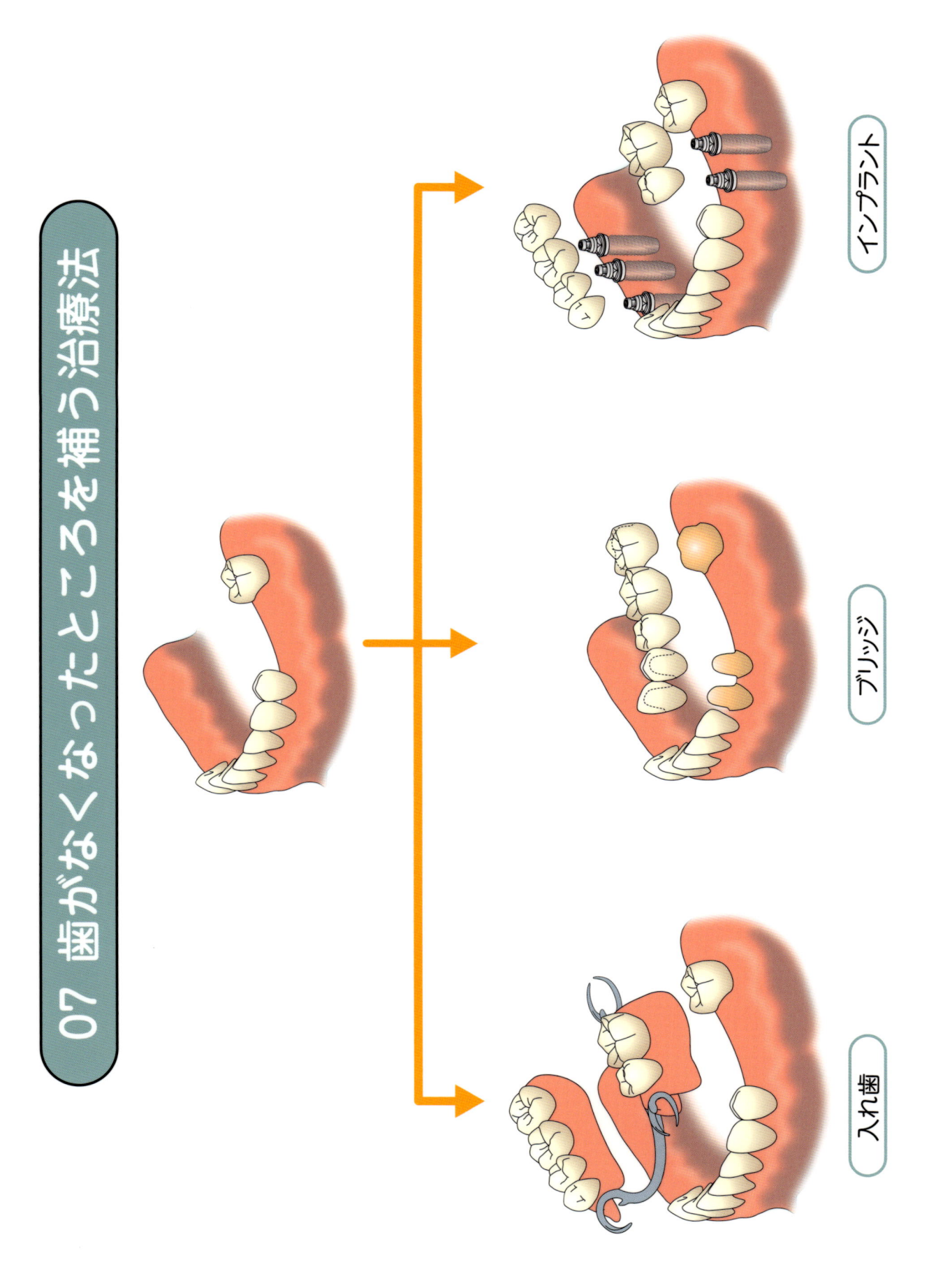

インプラント

ブリッジ

入れ歯

イラストは Nobelpharma カタログ (1994) より作成

『歯周病とインプラント周囲病変の患者説明ブック』付録　©医歯薬出版

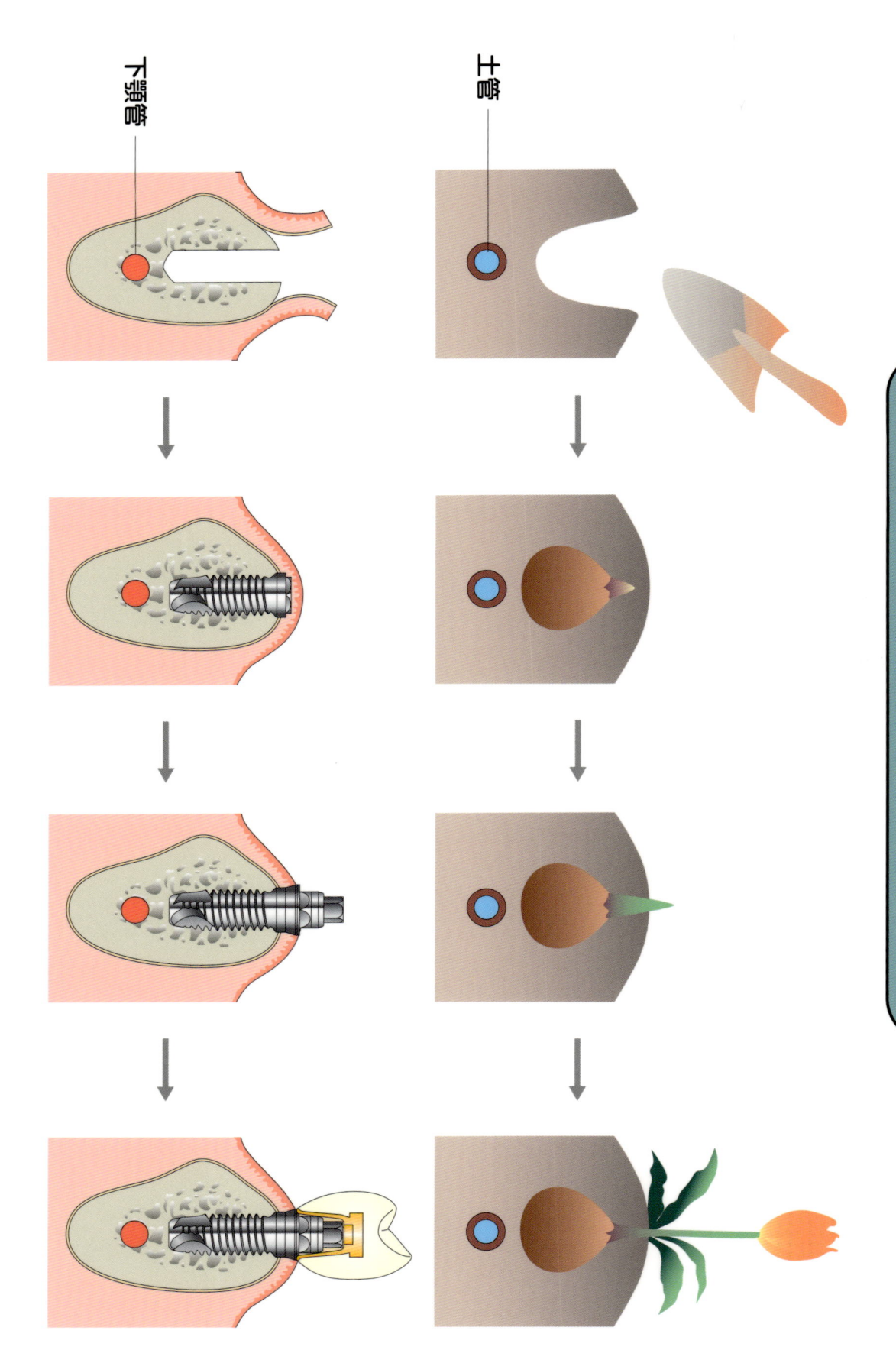

下顎管

土管

08 インプラント治療の流れ

09 健康なインプラント周囲組織

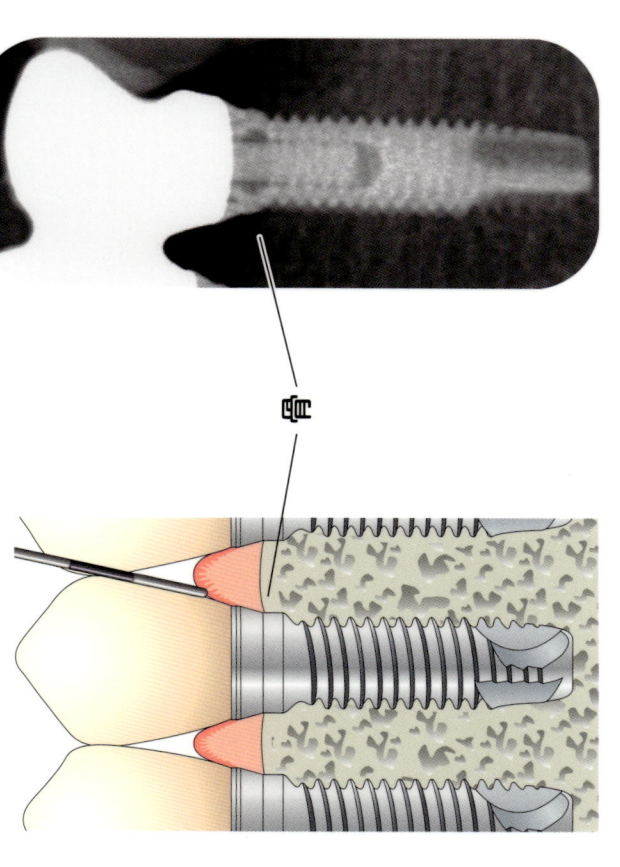

骨

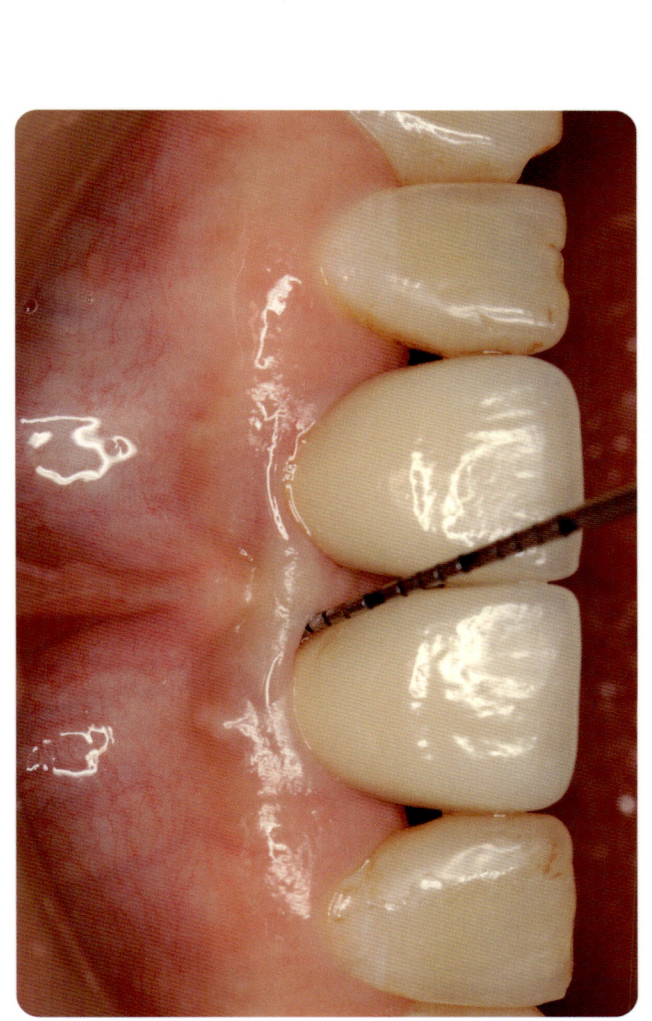

プラークの付着や出血はなく，レントゲン上で骨の喪失もみられません．

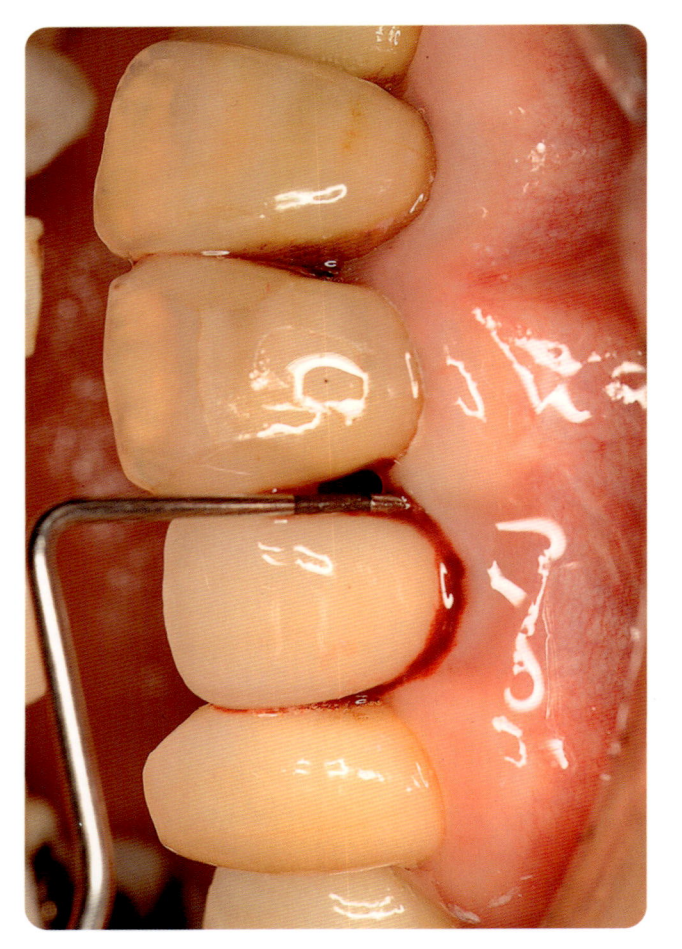

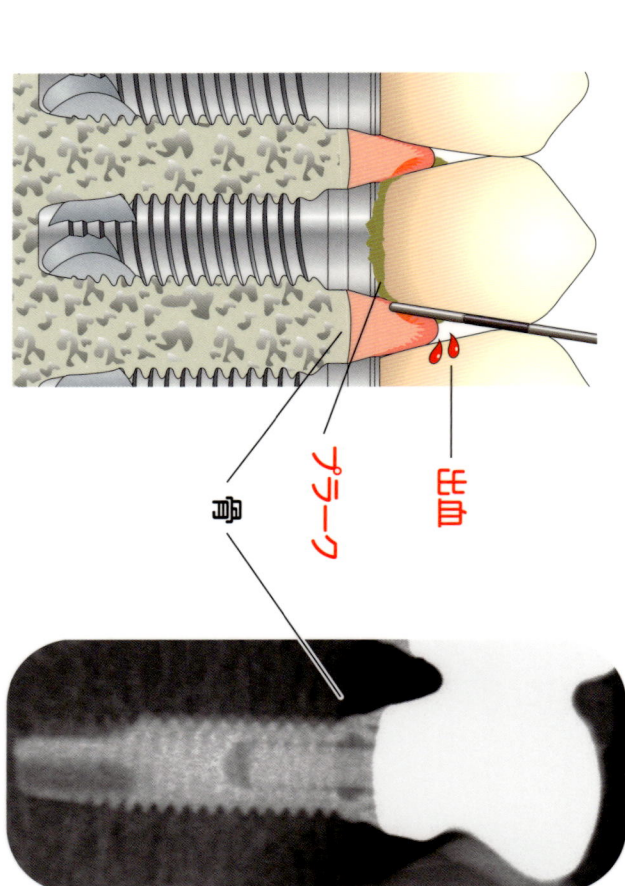

骨

プラーク

出血

プラークが付着し、インプラントの周囲から出血があります。
レントゲン検査で骨の喪失はみられません。

11 インプラント周囲炎

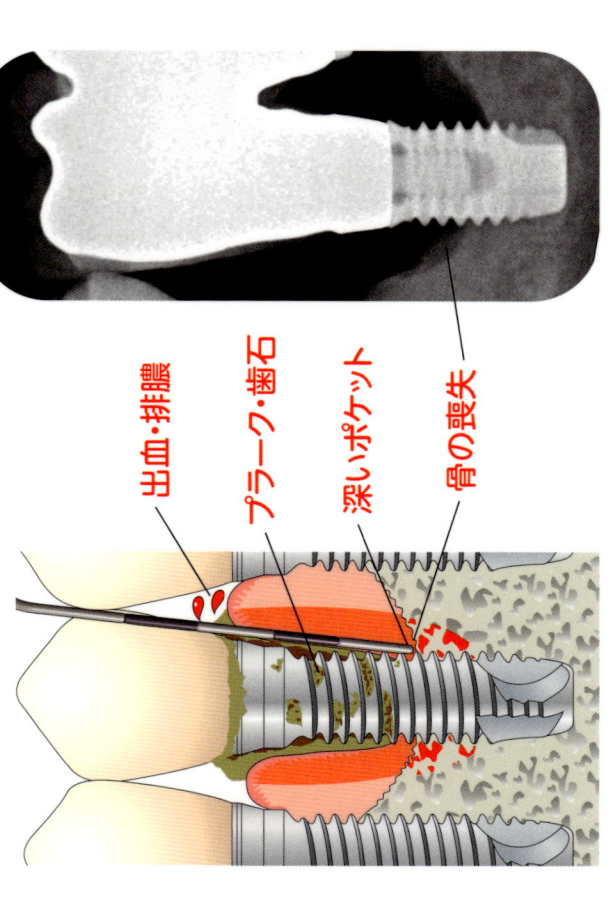

出血・排膿

プラーク・歯石

深いポケット

骨の喪失

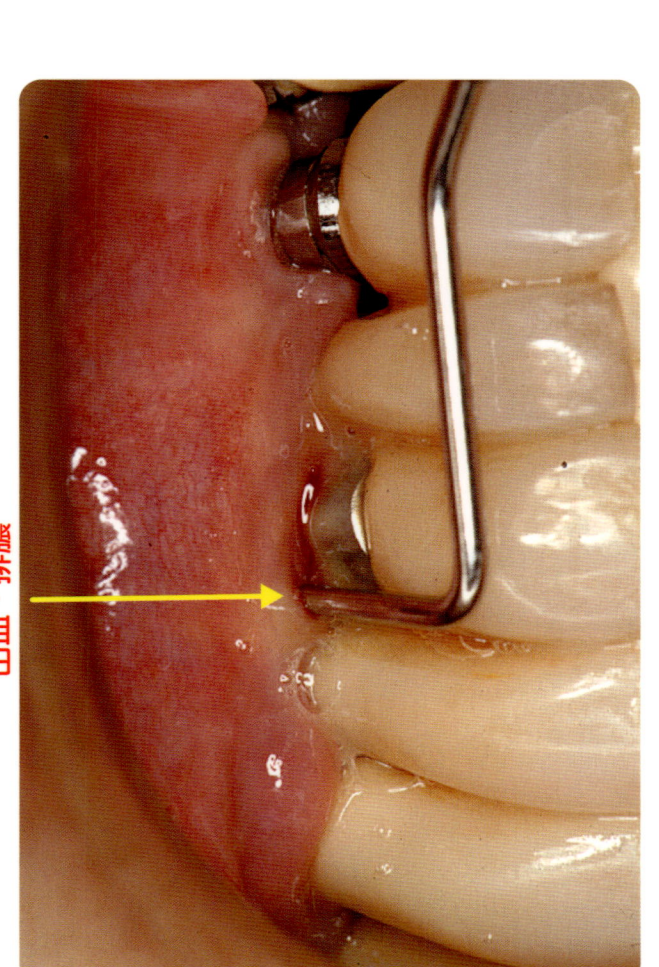

出血・排膿

プラークが付着し，インプラント周囲からの出血や排膿がみられます．
ポケットは深く，レントゲン検査で骨の喪失がみられます．

『歯周病とインプラント周囲病変の患者説明ブック』付録 ©医歯薬出版

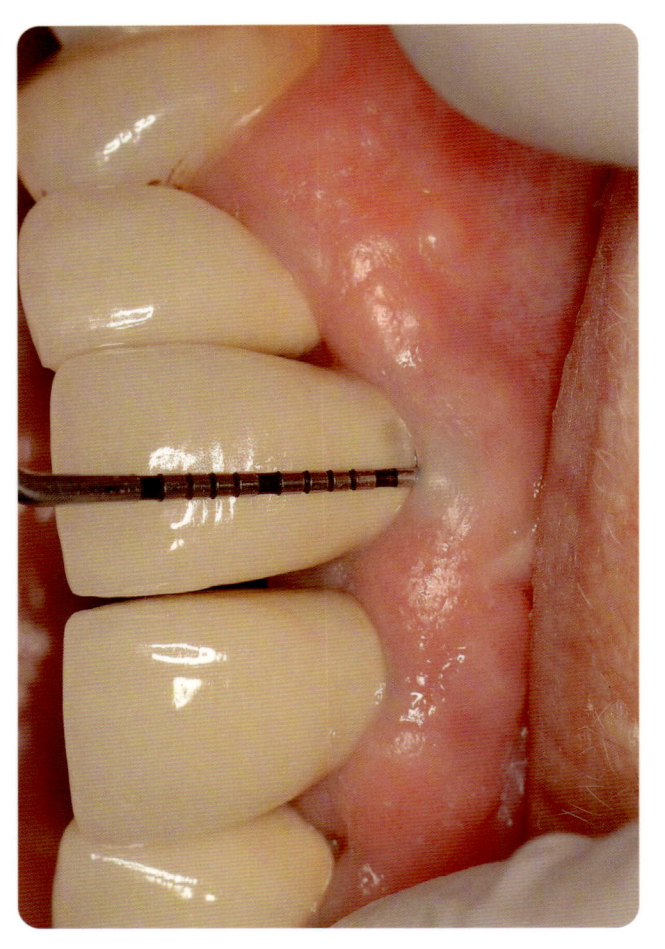

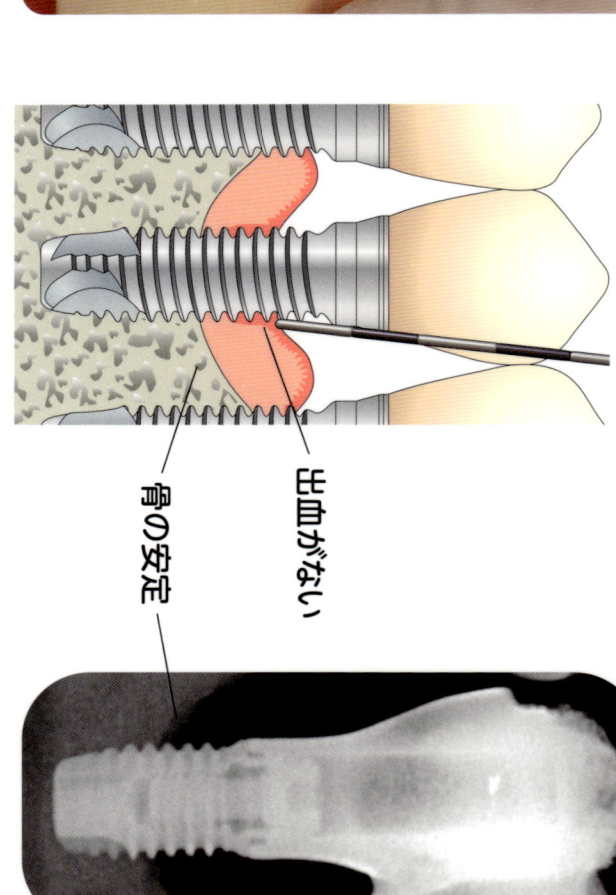

骨の安定

出血がない

炎症がおさまり、インプラント周囲からの出血はありません。ポケットは浅くなり、レントゲン上で骨の状態は安定しています。